ILAN STEPHANI

FINDE DEINE SEXUELLE KRAFT

DIE ELEMENTE DER EKSTASE

INHALT

WACH-
GEKÜSST

WAS WIR BEIM SEX
WIRKLICH SUCHEN

Ilan, ist es normal, dass …?« Dies ist die mit Abstand häufigste Frage, die ich in meinen Retreats zum Thema Sex gestellt bekomme. Ist es normal, dass ich mit mir allein nie Lust auf Sex habe? Ist es normal, eine halbe Stunde Vorspiel zu brauchen? Ist es normal, dass ich einfach nie genug Männer rankriege?

»Ist es normal, dass ich …?« Ganz gleich, wie der Satz weitergeht: Nein. Nichts davon ist normal. Und das ist gut so. Glauben Sie mir, Sie wollen gar nicht normal sein. »Normal« zu sein in Sachen Sex ist eine Erfindung von Hollywood, eine kulturelle Behauptung, die medial zum Mainstream erhoben wurde. Diese sogenannte Normalität ist weder ein realistisches Abbild der menschlichen Sexualität, noch sagt sie irgendetwas darüber aus, ob dieser Sex ein wirklich glücklicher Sex ist. Was das Konzept der Normalität hingegen sehr erfolgreich hinkriegt, ist, uns sexuell zu verunsichern. Uns den Eindruck zu vermitteln, es gäbe »richtig« und »falsch« und alles, was sich außerhalb dieses gesellschaftlichen Sexstandards bewegt, sei nicht okay.

Hinter der Frage »Ist es normal, dass ich …« versteckt sich also die Frage: »Bin ich sexuell richtig?« Und hier ist meine Antwort: Ja.

ORIGINAL ODER KOPIE?

Keine zwei gleichen Gesichter, keine zwei gleichen Fingerabdrücke, keine zwei gleichen Weltsichten, keine zwei gleichen Gefühlswelten, keine zwei gleichen Wahrnehmungsfilter, keine zwei gleichen Lebensläufe, keine zwei gleichen Nasen und keine zwei gleichen Genitalien: Jeder Mensch auf diesem Planeten ist ein Unikat.

Ihr persönlicher Sex und Ihre sexuellen Vorlieben sehen vollkommen anders aus als mein Sex und meine Vorlieben, und wieder ganz anders als der Sex und die Vorlieben Ihrer Partnerin oder Ihrer früheren Partner. Jeder von uns hat seine eigene sexuelle Wahrheit, weil jeder Mensch als Original geboren wurde. Aber – und hier fangen die Probleme an – statt genau darin ermutigt und gefeiert zu werden, lernen wir, eine sexuelle Kopie zu sein. Ob wir es wollen oder nicht, wir passen uns alle an die sexuellen Ideale dieser Kultur an. Als Mann? Bitte typisch männlich: aktiv, selbstsicher und souverän. Als Frau unbedingt verführerisch, aber ohne billig zu sein. Attraktiv, ohne das auszunutzen. In Sachen Sex hochgradig erregbar, multipel orgastisch, aber bitte nicht zu sexuell …

Ob offen oder verdeckt: Wir alle haben solche Botschaften aufgeschnappt und internalisiert. All das ist nicht neu und auch nicht schwer zu durchschauen. Aber unabhängig davon, ob wir Lust haben auf ein Leben als sexuelle Kopie oder nicht – wir sitzen tiefer darin fest, als uns lieb ist. Wir wissen zwar, dass wir einzigartig sind, aber wir klammern uns dann doch an Schema F, wenn wir nackt sind. Wir haben uns schon tausendmal vorgenommen, einfach »ich selbst« zu bleiben, komme was wolle. Aber wenn es dann wirklich so weit ist …

Einsichten und Vorsätze hin oder her, am Ende des Tages zählt nur das konkrete reale Erleben. Und somit die Antwort auf diese eine Frage: Wie fühlt sich Sex an? Beflügelnd, befreiend und glücklich? Ist Sex ein Bereich, der uns nährt, trägt und lebendiger macht? Wie sehr ist sexuelle Energie ein Strom, in dem wir baden und auftanken dürfen, ein Ozean, der uns umarmt und liebt und heilt? Und wie sehr ist Sex stressig, frustriert, mit Scham und Selbstzweifeln beladen? Wie sehr ist Sex eher – na ja, nicht so ekstatisch?

Die Liste dessen, was wir als »nicht so ekstatisch« erleben, mag verschieden sein, aber all diese Punkte auf der Liste führen uns in eine einzige Tiefe: Wir stecken fest in dem, was ich als sexuelle Matrix bezeichne.

DIE SEXUELLE MATRIX

Viel Sex ist besser als wenig Sex. Guter Sex ist, wenn beide Partner gleichzeitig zum Orgasmus kommen. Wer gut aussieht, kriegt problemlos Sexpartner. Männer brauchen für Sex eine Erektion. Überhaupt brauchen Männer Sex. Und die weibliche Sexualität? Ja, die gibt's auch. Aber die ist … äh, komplex. Dies sind einige Beispiele für die zahllosen Konzepte, Glaubenssätze und stillschweigenden Behauptungen, aus denen das besteht, was ich als die sexuelle Matrix unserer Kultur bezeichne.

Kein einziges dieser Konzepte, kein einziger dieser Sätze stimmt. Wir stimmen diesem Kanon aus lustfreien Glaubenssätzen nur deshalb zu, weil er uns schon so oft serviert wurde, dass er sich uns als unser eigenes Glaubenssystem eingebrannt hat. Viel Sex sei besser als wenig Sex. Guter Sex sei, wenn beide Partner gleichzeitig zum Orgasmus kommen. Männer bräuchten Sex, Frauen bräuchten … und so weiter.

Diese Prägungen werden zu unserer Realität, und wir verhalten uns, als seien sie objektiv wahr. Wir orientieren uns an dieser sexuellen Matrix, ohne den subtilen Dauerstress zu bemerken, dem wir uns damit unterwerfen: ein unsichtbares Geflecht aus Definitionen, Konzepten, Irrtümern, Mythen, Glaubenssätzen, Märchen, Bildern, Vorstellungen und Erwartungen rund um Sex, Intimität, Frauen, Männer, Erregung, Lust und Orgasmen. Dieses Netz aus Prägungen legt sich über alle, die in dieser Gesellschaft leben, wie eine zweite Haut. So unauffällig, dass wir die Matrix nicht mehr von unserer individuellen, ureigenen sexuellen Essenz unterscheiden können. Und so perfide, gerade weil es so unauffällig ist.

Dass Sie sich in dieser sexuellen Matrix befinden, merken Sie daran, dass Sie bei sexuellen Stolpersteinen und Fragezeichen sich selbst hinterfragen und an Ihrer Sexualität zweifeln, statt die sexuelle Matrix infrage zu stellen. Ja, es fällt uns leichter zu glauben, mit uns sei etwas nicht okay, als unsere Sexkultur anzuzweifeln.

Viele von uns verstricken sich im Laufe ihres Lebens immer tiefer in den Automatismus sexueller Selbstzweifel, und am Ende des Tages stehen wir mit einem Haufen Befürchtungen da:

- Ich habe nie Lust. Ich glaube, ich bin frigide.
- Ich bin impotent. Mit mir stimmt was nicht.
- Ich hatte noch nie einen Orgasmus.

Was wäre, wenn in all diesen Fällen unser Körper nicht mit dem Sex an sich ein Problem hat, sondern sich viel eher der sexuellen Matrix verweigert? Es ist ein himmelweiter Unterscheid, ob ich nie Lust auf Sex habe oder ob ich nie Lust habe auf das, was mir bisher als Sex verkauft wurde. Was wäre, wenn Ihr Nervensystem mit sexuellen Problemen viel eher Nein zu einer bestimmten kulturellen Matrix von Sex sagt – statt Nein zu Sex an sich?

Fakt ist: Diese innere Verwirrtheit, das Gefühl sexuell »falsch« zu sein, »zu viel« oder »zu wenig« oder einfach »asexuell«, gekoppelt mit der Scham, über unsere Unterschiede zu reden, führt dazu, dass wir spätestens in Paarbeziehungen ins Stolpern kommen. Dass Partner häufig gar keinen Sex mehr haben oder Sex haben nach Schema F, ratlos, unerfüllt oder frustriert.

Hier ist der Punkt: Wenn Sex zum Problem wird, dann nicht deshalb, weil mit uns oder mit unseren Partnern etwas nicht stimmt, sondern weil die sexuelle Matrix mit ihren Geboten und Verboten einen Druck auf uns ausübt, der einfach nicht sexy ist. Wir versuchen, normal zu sein, aber wir Menschen können nun mal nicht normal sein. Dummerweise wissen wir auch nicht mehr, wie wir wären, wenn wir nicht versuchen würden, normal zu sein. Was entspricht uns wirklich? Wir haben es vergessen. In der Wucht der kulturellen Matrix ist der Zugang zu unserer eigenen Essenz verloren gegangen.

Und das übrigens nicht nur im Sex. Unser inneres Erleben, die Gefühle, die Körperempfindungen, die natürlichen Impulse haben sich zurückgezogen und versteckt – bis sie nicht mehr zu spüren sind. Und wenn sich unsere unschuldigen Instinkte ausnahmsweise doch melden, vertrauen wir ihnen nicht. Zu sehr stehen sie mit der Übermacht der sexuellen Matrix in Konflikt.

Lassen Sie es mich drastisch formulieren: Wir haben es hier mit einem kulturell-kollektiven sexuellen Entwicklungstrauma zu tun. Wir wurden alle vernachlässigt darin, für unsere sexuelle Einzigartigkeit gefeiert zu werden. So ist die Wahrheit unserer Innenwelt kollabiert.

Dieses Buch ist dazu da, all unsere einzigartigen, ekstatischen, sexuellen Innenwelten wieder wachzuküssen. Es veranschaulicht, wie vielfältig Sex wirklich ist und wie natürlich, schön, einfach und glücklich er sein kann – wenn Sie Ihren ureigenen ekstatisch-sexuellen Zugang wieder wachküssen.

WACHGEKÜSST

Meine erste Erfahrung mit Ekstase war nicht besonders sexy. Um genau zu sein: Sie machte mir Angst. Todesangst. Ich hatte nicht mit ihr gerechnet, ich hatte sie nicht gesucht, nicht erbeten, nicht einmal für möglich gehalten. Sie überfiel mich mitten im Alltag und zerriss meinen Schleier aus Routinen und Gewohnheit.

Wie kam das? Nun, ich hatte nichts getan. Ich war 18 Jahre alt, lebte in Berlin in einer kleinen WG und hatte mich mittags, zwischen zwei Verabredungen, auf meine Yogamatte gelegt. Und irgendwie tat ich »nichts«. Ich schlief nicht ein, ich war nicht wach, ich meditierte nicht, ich dachte nicht besonders nach. Ich lag einfach da. Auf dem Rücken, in einer Berliner Altbauwohnung.

Tja, und dann stürzte der Himmel ein. Ich bemerkte plötzlich einen inneren Sog in meinem Herzraum, einen Strudel aus brausender Energie, die sich rasant schnell nach innen stülpte und unermesslich ausdehnte (sich »nach innen hin ausdehnen« ist eine dieser typischen Paradoxien in der Ekstase, die überwältigend real sind und zugleich in unserem Alltagsbewusstsein keinen Sinn ergeben).

Es war, als würde Starkstrom aus dem Nichts heraus in mir auftauchen und sich durch die Schichten meiner Normalität hindurchfressen. Ich war vollkommen überwältigt. Nur wenige Momente lang konnte ich diese Erfahrung genießen. Bald packte mich die nackte Angst. Das, was da in mir geschah, geschah *aus mir selbst heraus*. Ich war meiner eigenen Unendlichkeit wehrlos ausgeliefert.

Der Innenstrom nahm kein Ende und warf mich in wilde ekstatische Ausbrüche. Ich lachte und weinte gleichzeitig in unkontrollierten Wellen, ich warf mich auf dem Boden herum und schrie in unerträglich intensiver Freude. Ich hörte die Götter über mir prusten vor Lachen. Mein ganzes Sein zersprang in purer losgelassener Freude. »Oh, dieses Leben, dieses Leben! Ich kann nicht schöner danken, als indem ich einstimme in dieses kosmische Gelächter …«

Ekstatische Räume sind schwer zu beschreiben. Dieser hier war wie eine unendlich langsame und rasend schnelle, sich ewig fortsetzende und vertiefende Implosion grenzenloser Lust mitten in der Explosion. Jedenfalls war es das Ende meiner Illusion zu wissen, was Leben ist.

Wie viel Zeit ich in diesem Zustand verbrachte? Ich weiß es nicht. Aber gleichgültig, wie lang der Zustand anhielt: Er war die mit Abstand machtvollste, lustvollste und wildeste Erfahrung all meiner bisherigen Erfahrungen. Und er brannte mir ein paar Aha-Momente ein, die ich seitdem unmöglich wieder vergessen kann. Zum Beispiel wusste ich intuitiv und überwältigend klar: »Das hier ist Realität. Mein Normalsein ist es nicht.«

Auch erkannte ich in diesen Momenten (die wohlgemerkt nicht das Geringste mit »Sex« zu tun hatten), was ein Orgasmus wirklich ist, wenn wir unsere kleinen Kulturorgasmen beiseitelassen. Und am wichtigsten: Ich weiß seitdem, dass es einfacher ist, ekstatisch zu sein, als nicht ekstatisch zu sein. Ja, ich fand in diesen Räumen meine Heimat wieder: Ekstase ist einfacher als Leiden.

REFERENZERFAHRUNGEN

Dieser Einbruch von Ekstase sollte in meinem Leben nicht der einzige bleiben, und mittlerweile dreht sich meine gesamte Arbeit und drehen sich alle Retreats, die ich gebe, um Ekstase. Dabei geht es mir bei Weitem nicht nur um solche Extremerfahrungen, sondern um Ekstase in all ihren Facetten, in all ihren möglichen Erscheinungsformen. Von kosmisch grenzenlos und wild bis subtil, alltäglich, weich und nährend.

Warum dieser Fokus auf Ekstase? Weil ich verstanden habe, dass wir immer im Kern unseres Begehrens, unserer Sehnsüchte, Süchte und Handlungen Ekstase suchen. Anders formuliert: Wir suchen im Sex nicht den Sex. Wir suchen im Sex die Ekstase.

Diese Einsicht hatte ich umso dringlicher, als ich zu der Zeit Sexarbeiterin war und wir im Puff ja nun wahrlich nicht die Ekstase vermuten. Als ich nach meinen ersten ekstatischen Erfahrungen jedoch genauer hinsah, wurde mir klar, dass selbst in einem Puff die Männer den Sex nicht um des Sexes willen suchen, sondern in der unterbewussten Hoffnung auf ihre eigene innerste Lebendigkeit. Ihre sexuelle Essenz.

Als ich später begann, Frauenretreats zu Sexualität und Orgasmus zu geben, sagten mir die Teilnehmerinnen, sie wollen tollen Sex erleben. Aber richtig satt wurden sie erst, als sie ihre innere Ekstase gefunden hatten. (Die fanden sie manchmal über ihre Genitalien und manchmal auf einem der unzähligen anderen Wege.)

Wiederum später – ich hatte mich als Körper-, Entwicklungs- und Traumatherapeutin weitergebildet und das Nervensystem des Menschen studiert – hielt ich auch die fachliche Erklärung dafür in der Hand: Wir Menschen streben instinktiv nach Ekstase. Nicht weil wir verstiegen sind, sondern realistisch.

Sehen Sie, Ekstase ist einfach. Ekstase ist simpel. Ekstase ist ruhendes Baden im Starkstrom. Denn Ekstase ist unser Urzustand. Wir kommen auf die Welt als ekstatische Wesen. Und so könnte und würde und so will es weitergehen in uns. Ja, verflixt, warum ist es denn dann nicht so weitergegangen?

Nun, wir lernen, uns zu benehmen. Die Konditionierung durch unsere heutige westliche Kultur und sexuelle Matrix führt dazu, dass unsere Ekstasefähigkeit sich bis ins Erwachsenenalter dramatisch verringert. So sehr, dass Sie und ich als Erwachsene vergessen haben, dass Ekstase möglich ist, natürlich und einfach.

Die guten Nachrichten sind: Solange wir leben, sehnt sich unsere Essenz nach ihrem Urzustand. Wir können unser innerstes Wesen nicht wirklich vergessen, wir können es nur aus dem Alltagsbewusstsein verdrängen. Es gibt eine Instanz in uns, die intakt und unberührt ist von dieser Kultur, die sich an diesen Urzustand der inneren schäumend lebendigen Freiheit erinnert und alles dafür tut, ihn wiederherzustellen.

WIE FISCHE IM SCHWARM

Was ist denn eigentlich Ekstase?, werde ich oft gefragt. Okay, fangen wir an. Und zwar ganz langsam. Hier ist die Definition, und ich werde sie näher erklären: Ekstase ist die spontane, elegante Selbstorganisation der Lebensenergie in einem Organismus, die geschieht, wenn wir sie zulassen.

Am einfachsten ist es, wenn Sie sich vorstellen, in welchem Grundzustand wir auf die Welt kommen. In einem Baby sind alle Aspekte des Erlebens vernetzt, verkörpert und unmittelbar, auch in einem direkten Kontakt untereinander. Wir stehen uns selbst nicht im Weg: Die Leber kommt mit der Wutkraft klar, die Stimme kommt mit dem Schmerz und mit der Freude klar, die Genitalien kommen mit den Empfindungen in den Beinen klar, die Atmung kommt mit der Bewegung klar, und die Knochen mit den Augen, mit den roten und weißen Blutkörperchen, mit dem Rückenmark und mit der Haut. Alles ist in Resonanz miteinander.

Später kommt das, was wir Erziehung, Konditionierung, kulturelle und sexuelle Matrix nennen, und führt zur graduellen Isolierung und Fragmentierung der verschiedenen Einzelteile. Wir spalten uns immer mehr innerlich ab, verstecken Anteile unser selbst, für die wir uns schämen, tragen eine Maske nach außen und bewerten und bezweifeln uns mehr, als dass wir uns noch spüren.

Machen wir kurzen Prozess: Die Struktur eines normalen westlichen Menschen ist ein Bündel fragmentierter Einzelteile. Wenn sich Ekstase freischaltet, dann machen diese isolierten Einzelteile die Erfahrung, nicht mehr isoliert zu sein. Sie finden zu ihren Brüdern und Schwestern zurück, zu denen sie eigentlich gehören und die sie auf dem Weg der Kultur verloren haben. Sprich: Sie schwingen wieder miteinander. Und dann ... dann stürzt der Himmel ein.

Die US-amerikanische Wissenschaftlerin und Sexualforscherin Emily Nagoski hat ein wundervolles Bild gefunden für das, was dabei im menschlichen System passiert. Sie beschreibt die Ekstase als Schwarmzustand. So wie Vögel, die sich in der Luft spontan und elegant zu einem Schwarm organisieren und dabei stets in Bewegung bleiben, so organisieren sich die Einzelteile im menschlichen Lebewesen (Zellen, Organe, Gefühle, Glaubenssätze, Selbstbilder, Persönlichkeitsanteile) in der Ekstase wieder selbstständig, spontan und elegant und überwinden so die Getrenntheit, der sie in der Fremdorganisation durch die Matrix unterworfen waren.

Ein Schwarm hat keine feste Form. Er ist eine lebendige, sich verändernde, doch unverwechselbare Gestalt. Ob der Schwarm aus Vögeln oder Fischen oder Anteilen im Erleben besteht, er bewegt sich in eine bestimmte und gleichzeitig freie Richtung, wird mal breiter, mal schmaler, mal kondensierter, mal weiter, und ab und zu bricht er wieder ganz in seine Einzelteile auseinander, nur um sich innerhalb von Sekunden wieder zu einem großen Ganzen zusammenzufinden. Ein ekstatisches Naturschauspiel zum Niederknien.

Ein Schwarm ist der Ausdruck dessen, wie unfassbar schön, erhebend und sicher Freiheit ist. Ein Schwarm folgt keinem Plan, keinem

Skript und keinem Dirigenten. Ein Schwarm ist ein Schwarmwesen, in dem jeder einzelne Bestandteil die Grenzen der eigenen fragmentierten Identität auflöst, ohne negiert zu werden. Ein Schwarm ist Bindung als Freiheit und Individualität als Einheit.

Ekstase ist das Paradies in uns, welches wir so oft verloren haben. Sie entsteht in uns genauso wie der Vogelschwarm am Himmel. Sie erhebt sich automatisch, wenn wir der Energie in uns erlauben, ihrer angeborenen Intelligenz nachzugeben. Das bedeutet auch: Wenn wir nicht ekstatisch leben, dann deshalb, weil wir unbewusst etwas tun, um den natürlichen Schwarmzustand unserer Innenwelt zu verhindern. Und dieses Ding, das die Ekstase verhindert – für die meisten von uns 24 Stunden am Tag, sieben Tage die Woche –, das ist, Sie ahnen es schon: die kulturelle Matrix. Jener subtile Dauerstress, jene strukturelle Gewalt, die so normal geworden ist, dass wir sie nicht mehr bemerken. Der Preis, den wir für ein Leben in der Matrix zahlen, ist jedoch katastrophal. Es kostet uns unsere Lebendigkeit, unsere Energie, unsere Lebenskraft und unsere Authentizität.

IST EKSTASE EIGENTLICH ORGASMUS?

Auch das werde ich ganz oft gefragt. Die Antwort: Nein. Denn in unserer westlichen Kultur wird »Orgasmus« gleichgesetzt mit dem sogenannten Gipfelorgasmus, also einem Energieverlauf, der durch Spannungsaufbau im Körper entsteht, durch sich aufschaukelnde Wellen bis zu einem Point of no Return, in dem sich aufgebaute Energie schlagartig entlädt. Und all das passiert exklusiv in den Genitalien oder zumindest ausgehend von den Genitalien.

Keine Frage, das ist schön. Aber das ist nicht Ekstase. Der viel orgasmischere und somit ekstatischere Sex ist der Sex, in dem es nicht um diese Form von »Kulturorgasmus« geht. Lassen Sie es mich so sagen: Unsere Kulturorgasmen sind eine kurze Stippvisite in einer ekstatischen Selbstorganisation der Lebensenergie – ein erfreuliches, gezähmtes, überschaubares Ereignis. Würden wir in diesen Momenten aufhören, die Ekstase zu verhindern, wir würden am anderen Ende der Welt wiedergeboren werden, gewaschen, genährt, geheilt in dem Ozean unserer eigenen sexuellen Essenz.

Orgasmen sind also kein sexuelles Phänomen. Orgasmen sind ein energetisches Phänomen. Sie können in den Genitalien entstehen, sie können aber genauso gut auch in den Zehen entstehen, in Zufällen, in Fitnessstudios, auf Yogamatten, in Träumen und in Beinmuskeln, im Herzen, im Wald, im Abendkleid und im Lachanfall. Sie können durch Berührung entstehen oder ohne Berührung. Zu zweit, zu zehnt, oder einfach nur mit sich allein – und mit dem ganzen Kosmos. Orgasmischen, ekstatischen Sex gibt es in Tausenden äußeren Erscheinungsformen. Doch all diese Formen haben eine Gemeinsamkeit: wie sich unsere Energie dabei verhalten darf.

Sie wissen es schon: Allen ekstatischen Erscheinungsformen ist gemeinsam, dass wir unseren inneren Fluss nicht länger bremsen, umlenken, stauen oder pushen, sondern dass wir ihm erlauben, uns davonzutragen. Sobald Ihre Energie sich frei entfalten kann, trägt sie Sie weit weg von den Fesseln des Wissens und des Alltags und wirft Sie zurück in den unendlichen Raum der direkten Erfahrung. Dass wir das als so genussvoll erleben, liegt daran, dass uns dieser Zustand so sehr entspricht wie kein anderer. Unsere Innenwelt zuzulassen, das löst das Erleben von Ekstase aus.

Verrückterweise sind diese Räume anfangs nicht wirklich angenehm. Man denke an meine Todesangst, als ich der Ekstase begegnete. »Das ist mir zu viel.« – Dieses Empfinden bremst allzu oft die ersten Tauchgänge im Ozean. Je mehr wir uns jedoch uns selbst wieder annähern, desto mehr tolerieren wir den wachsenden Schwarm in unserem Inneren und desto uferloser, zeitloser und glücklicher wird unsere Erfahrung. Diese Reise löst alle Verkrustungen dieser Kultur. Kleinere und größere Orgasmen mögen diese Reise begleiten oder auch nicht. Sie tauchen auf, wie sie eben wollen, wie die autonomen Strudel, die sich in einem Fluss bilden, bevor seine Fluten und Wellen im Ozean vergangen sind.

Und was genau setzt diese atemberaubenden Alleingänge in uns in Gang? Wir sind unfassbar individuell, aber in diesem Punkt alle gleich: Ekstase braucht das Gefühl von Sicherheit. Betonung auf »Gefühl«. Ekstase braucht keine objektiv sichere Welt, in der man nicht stirbt und nie verletzt wird. Aber Ekstase braucht essenziell das Gefühl, dass Lebendigkeit eine nährende, tragende, ruhende Erfahrung ist. Ekstase braucht, dass wir den kulturellen, globalen Überlebensmodus ablegen. Ekstase braucht, das Leben als Kopie zu verlassen und sich der eigenen Innenwelt wieder hinzugeben. Ekstase braucht eine Regulation in unserem Nervensystem, ein Schwingenkönnen, welches in westlichen Zivilisationen verloren gegangen ist.

Die Art, wie unsere Kultur »Sex« definiert, erzeugt dummerweise für die meisten Menschen eher Stress und Fragmentierung als Schwarmzustand und spontane göttliche Selbstorganisation. Beispielsweise ist für die meisten Menschen die typische sexuelle Bewegung eines Penis in einer Vagina nicht der wahrscheinlichste Weg in die Ekstase. Und manche Menschen führt er schnurstracks tiefer in die Nichtekstase. Wenn wir also sexuelle Ekstase wollen, dann ist das mit der gefühlten sexuellen Sicherheit eine zentrale sensible Angelegenheit, der wir mit aller Kunst und Offenheit lauschen müssen, um sie wiederzufinden. Wie Sie diese fundamentale innere Sicherheit in Bezug auf Sex für sich wiederfinden, wie Sie die perfekten Bedingungen für Ihre persönliche göttliche Ekstase erschaffen, davon handelt dieses Buch.

DIE ELEMENTE DER EKSTASE

Meine eigenen Ekstaseerfahrungen und die Arbeit mit Hunderten von Frauen und Männern, die lernen wollten, lebendigeren Sex zu haben, hat mich immer wieder vor diese Frage gestellt: Wie sieht eine

Landkarte aus, die jedem Menschen sexuelle Sicherheit vermittelt – das fundamentale Wiedererkennen der Tatsache »Ich bin richtig«? Wie sieht eine Anleitung aus, die von unserer sexuellen Vielfalt ausgeht und die jeden Menschen zurück in die eigene Essenz begleitet?

Die Suche nach der Antwort verlangte, dass ich jeden, aber auch wirklich jeden Bestandteil unserer sexuellen Matrix prüfen und … verwerfen musste. Sobald ich geübter wurde darin, vorsichtshalber gar nichts mehr zu glauben und lieber nichts zu wissen, als den Irrtümern weiter aufzusitzen, sobald ich fundamental offen wurde, begann ich, all die Unterschiede wirklich zu hören, die sich in meiner Arbeit zeigten.

Dass wir Menschen keine Kopien sind, wurde mehr als überdeutlich. Von wegen »typisch männlich« und »typisch weiblich«! Von wegen »Frauen mögen X, und Y mögen sie nicht.«

Da saßen Frauen in meinen Gruppen, die sagten: »Ich komme zu schnell. Ich weiß nicht mehr, was ich tun soll, meine Typen sind ständig frustriert, dass sie nicht genug Zeit mit mir haben.« Andere schwärmten von sexuellen Begegnungen, die frei vom Orgasmusdruck verliefen. – »Vorspiel? Bitte nicht. Stresst mich zu Tode«, sagte eine Frau. Ihre Nachbarin äußerte verlegen: »Also von mir aus könnte es beim Vorspiel bleiben. Jedes Mal.«

Wenn ich feinstoffliche Reisen zu der subtilen Energie der Gebärmutter anleitete, flippten einige Frauen aus vor Begeisterung und berichteten danach, der ganze Körper leuchte in goldenem Licht. Neben ihnen saß ihre beste Freundin und gähnte höflich.

Neben meinen sexuellen Forschungen war es aber auch die Körpertherapie, in der ich zentrale Aspekte lernen durfte. So hatte ich eine Reihe von Aha-Momenten beispielsweise in der Ayurveda-Massage. Diese uralte Heilkunst lehrt die Unterscheidung in die Wasser-Berührung und die Feuer-Berührung. Zugeordnet sind verschiedene Strukturen im menschlichen Körper, verschiedene Pulse, Qualitäten und Intentionen. Tatsächlich finden sich in vielen Methoden der Körpertherapie typische Zuordnungen von Körperelementen zu den Naturelementen: Blut und Muskeln entsprechen dem Element Feuer, die Knochen dem Element Erde, die Lymphe, Tränen, Schweiß und Bindegewebe entsprechen dem Element Wasser und die Haut entspricht dem Element Luft. Es gibt eine ganze Reihe von Traditionen, die sogar Krankheitsbilder und Dysbalancen auf dieser Basis behandeln. Als ich dieses Wissen in den verschiedensten Methoden aufspürte, wurde mir schlagartig klar, dass eine solche Landkarte der Elemente auch unsere individuelle menschliche Sexualität erklären könnte!

Ich begann, meine Thesen in den Gruppen einzubauen, die ich gab. Ich stellte viele Fragen. Ich hörte zu, so genau ich konnte. Ich stellte die Widersprüche der verschiedenen Teilnehmerinnen nebeneinander, ich verglich meine eigenen sexuellen Vorlieben mit denen meiner Freundinnen und Partner und nutzte die Qualitäten der Naturelemente, um unsere Unterschiede zu erklären.

Ab dem Moment ergoss sich die gesamte Landkarte der Elemente der Ekstase von selbst vor meinen Augen. Plötzlich machte all das einen atemberaubend schönen, weichen, klaren Sinn, was mich so oft hatte grübeln lassen. Auf einmal sah ich ein zusammenhängendes, schlichtes und komplexes System vor meinem inneren Auge, das die Vielfalt menschlicher Sexualität begreifbar macht, es aber auch gliedert in eine klare Typologie: Der Kosmos Sex begann durch das Prisma der vier Naturelemente zu schillern. Das Thema Sex wurde erstmals wirklich einfach, frei und friedlich.

Herausgekommen ist bei dieser Forschung das, was ich Ihnen in diesem Buch vorstellen möchte: die Elemente der Ekstase – die einfachste, natürlichste und weichste Möglichkeit, die mir jemals begegnet ist, um die einzigartige sexuelle Essenz eines Menschen wieder wachzuküssen.

Die Elemente der Ekstase sind keine neue Vorgabe und keine neue Sammlung aus versteckter sexueller Matrix (»Du solltest unbedingt mal … du solltest nicht …«), sondern eine systematische Verführung dazu, sich selbst wieder aufzuspüren. Einen Raum wiederzufinden, in dem Ihr Sex glücklich, frei und ekstatisch wird. Den Elementen der Ekstase liegt die Erkenntnis zugrunde, dass jeder Mensch die vier Elemente in unterschiedlicher Konzentration in sich trägt, wenn es um Sex geht. Unsere individuelle Sexualität ergibt sich also aus einer individuellen Komposition von Anteilen der vier Naturelemente. Und häufig fühlen wir uns besonders in einem der Elemente »in unserem Element«.

In diesem Sinne können wir auch von unterschiedlichen Typen sprechen: von dem sexuellen Luftmenschen, dem sexuellen Feuermenschen, dem sexuellen Wassermenschen, dem sexuellen Erdmenschen – und nicht zu vergessen von den zwei Flügelmenschen, aber dazu kommen wir noch.

Ich begann, diese Landkarte der Ekstase zusammenzusetzen und in Interviews und Vorträgen vorzustellen. Ehrlich gesagt, ohne den geringsten Ehrgeiz, daraus jemals mehr zu machen als einen kleinen Forschungsflügel meiner Arbeit. Denn wie gesagt, in meiner Arbeit geht es um Ekstase, nicht nur um Sex. Aber da hatte ich nicht mit den Zuhörerinnen meiner Vorträge gerechnet. Seit dem ersten Wortlaut zu den Elementen der Ekstase brach eine Flut der Resonanz über mich herein, die ich nie zuvor so erlebt habe. Schilderungen direkt ekstatischer Erweckungserlebnisse und sexueller Durchbrüche landeten in meinem Postfach, und eine kleine, hartnäckige Clique aus begeisterten Frauen heftete sich seit der ersten Stunde an meine Fersen. Sie ließ mir einfach keine Ruhe mehr. »Ilan, dieses Wissen muss in die Welt! Uns ist völlig egal, wie. Aber untersteh dich, das hier geheim zu halten!«

Nun sehen Sie, wie weit es damit gekommen ist. Oh, es ist mir eine geradezu ekstatische Freude, Ihnen hiermit die Elemente der Ekstase zu vermitteln. Sobald Sie herausgefunden haben, zu welchen Anteilen Sie aus den vier Naturelementen komponiert sind, sind Sie erstens befreit von der Hypnose einer sexuellen Matrix und haben zweitens einen kinderleichten Weg vor sich, um Ihre sexuelle Ekstase wieder zu entfalten.

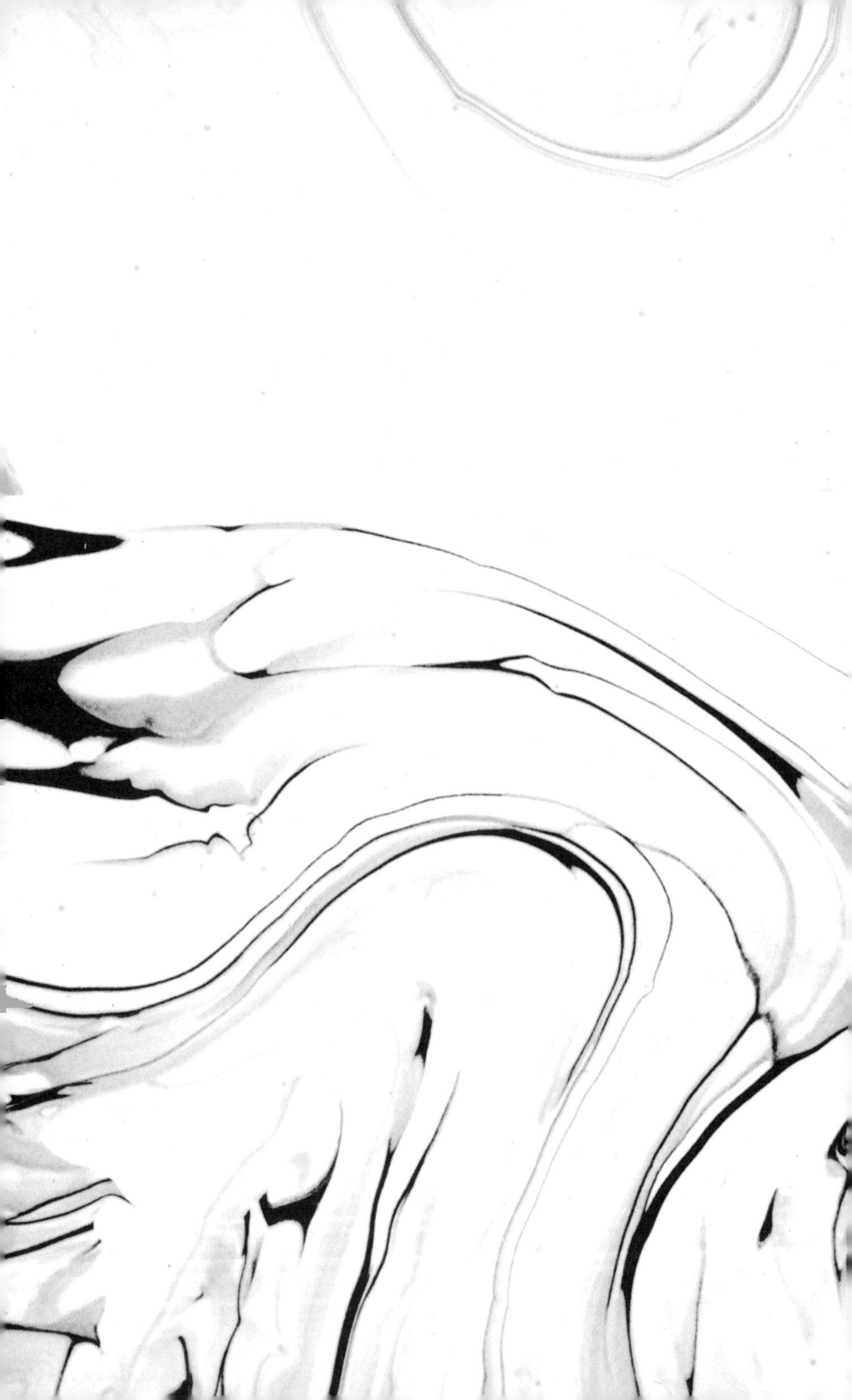

DIE ELEMENTE DER EKSTASE

Jetzt wissen Sie, was Sie sich hier eingehandelt haben: nicht einfach eine Methode für besseren Sex (obwohl das ein nettes Nebenprodukt ist), sondern ein Ticket für die wilden Wellen der Ekstase.

Der erste Teil des Buches stellt Ihnen diesen Ozean vor. Sie lernen hier die *Elemente der Ekstase* kennen. Es gibt insgesamt sechs Elemente der Ekstase: die klassischen Naturelement *Erde, Wasser, Feuer, Luft* und die zwei Kulturelemente *Flügel der Erde* und *Flügel der Luft*. Sie werden sich beim Lesen in manchen Elementen spontan wiederfinden und in anderen nicht. Ebenso werden Sie unweigerlich eine Menge Aha-Momente haben, wenn bisherige Probleme in Sachen Sex und Beziehungen plötzlich Sinn ergeben – manchmal mehr Sinn, als Ihnen lieb ist. Und garantiert finden Sie ein Element, mit dem Sie am meisten in Resonanz gehen. Das ist jenes sexuelle Element, mit welchem Sie sich am sichersten und vertrautesten fühlen. Dieses Element der Ekstase dürfen Sie betrachten als Ihr sexuelles Zuhause und gleichzeitig als Ihre beste Startbahn, um abzuheben in die Ekstase.

Bitte behandeln Sie die Elemente der Ekstase jedoch nicht als eine starre sexuelle Typenlehre. Das Element, das Ihre Startbahn in die Ekstase bildet, ist keine sexuelle Identität, sondern Ihr aktuell leichtester Zugang zur Ekstase. Ihre Sexualität ist wesentlich komplexer als Ihre sexuelle Homebase. Sie ist eine individuelle Zusammensetzung mehrerer, vielleicht auch aller Elemente. Betrachten Sie Ihre Sexualität also staunend und begeistert wie ein buntes Mosaik, wie eine unnachahmliche, einzigartige Komposition der Elemente, als ein lebendiges und pulsierendes System.

WIE FINDEN SIE IHR ELEMENT?

Ihre Startbahn zu erkennen ist einfacher, als es scheint. Sie spüren es direkt in Ihrem Nervensystem. Achten Sie auf Ihre körperlichen Empfindungen, während Sie über die verschiedenen Elemente der

Ekstase lesen. Scannen Sie ab, bei welchem der kommenden sechs Kapitel Ihre Muskeln und Ihre Atmung, Ihr ganzer Körper sich am entspanntesten, sichersten und glücklichsten anfühlt.

Sich in einem bestimmten Element wiederzufinden, läuft ungefähr so ab: Sie atmen instinktiv auf. Sie nicken oder lächeln beim Lesen. Ihre Haut wird weicher und offener. Sie entspannen sich. Vielleicht denken Sie auch: »Wow! Ja, das kenne ich.«

Sich in einem Element *nicht* wiederzufinden, fühlt sich so an: Sie runzeln die Stirn. Sie denken: »Das soll sexy sein? Verstehe, wer will.« Sie fühlen sich gestresst, desinteressiert, verwirrt oder sogar wütend.

Finden Sie auf diese Weise jene Elemente der Ekstase, die Ihnen am meisten Sicherheit schenken. Voilà! Das ist die Stimme Ihrer ureigenen sexuellen Essenz, die Ihnen körperlich Ihr Sprungbrett für die Ekstase vorstellt.

IHR SEXUELLER HIGHWAY

Sagen wir, Sie stellen fest, Sie finden sich am meisten wieder beim sexuellen Wasser – als *sexueller Wassermensch*. Was bedeutet das? »Sind« Sie das? Wird Ihre Sexualität immer eine Wassersexualität sein? Nein, wird sie nicht.

Sex und Ekstase sind die Dynamik überhaupt. Ihre Sexualität verändert und erweitert sich ständig. Sehen Sie Ihr Element nicht als eine feste Identität, eine fixe Zuordnung oder eine ultimative und unveränderliche Wahrheit, sondern als die Spur, der Sie gerade folgen dürfen. Es kann sein, dass Sie heute von dem Element *Wasser* in die Ekstase getragen werden, dass aber in einem halben Jahr nachdem Sie durch Ihre Wasserekstase neue Erfahrungen gemacht haben – Ihr Lieblingselement das Feuer wird. Oder Luft. Oder der Flügel der Erde. Noch einmal: Ihr aktuelles sexuelles Element ist Ihr Highway in die Ekstase Stand heute.

BEVOR SIE ABHEBEN

Die nächsten sechs Kapitel widmen sich jeweils einem Element der Ekstase. Sie lernen zunächst einmal jedes Element an sich kennen. Anschließend erforschen wir, wie dieses Element sexuell tickt. *Ähnlichkeiten mit lebenden oder toten Personen sind beabsichtigt und höchst interessant.* Deshalb sollten Sie tatsächlich all diese sexuellen Wesen kennenlernen, auch wenn Sie sich selbst deutlich nur in einigen von ihnen wiederfinden.

Wie geht es dann weiter? Nun, die Zutaten für den elementegerechten schlechtesten Sex der Welt finden Sie in dem Abschnitt über das Element *in der Matrix*. Versuchen Sie, diese Abschnitte nicht zu überspringen. Sie könnten Ihr Sexleben retten. Denn die sexuelle Matrix ist jene fatale sexuelle Außenwelt, die Stress erzeugt.

Ihr *ideales sexuelles Setting* ist das Gegenteil davon. Es ist das äußere Setting, welches Sie rauskatapultiert aus der Matrix und auf dem schnellsten und sichersten Weg in die eigene sexuelle Essenz trägt. Das ideale sexuelle Setting ist eine Außenwelt, die so perfekt auf Ihre Bedürfnisse zugeschnitten ist, dass Ihre ekstatische Innenwelt wachgeküsst wird. Es ist die maximale Außenweltentsprechung für Ihr sexuelles Design.

Jedes Element hat eine sexuelle *Essenz* – seine größte Qualität, sein natürliches Geschenk an die anderen Elemente. Diese Essenz werden Sie befreien und feiern, wenn Sie in die Ekstase fliegen. Wie Sie das anstellen? Indem Sie sich von der Matrix befreien. Sie werden dann die sexuelle Begegnung mit Ihren Talenten überfluten.

Oh, und dann finden Sie zu jedem Element der Ekstase noch ein paar Zaubersprüche für jene wundervollen Menschen, mit denen Sie Sex gemeinsam erforschen wollen. Stichwort *Secret Service*.

Im zweiten Teil des Buches werden Sie den Kosmos des *Solosex* neu entdecken und, wenn Sie mögen, auch den *Partnersex*. Und am Ende rauschen Sie mit dem Rest der Welt in ein fulminantes Happy End. Aber das verrate ich noch nicht.

ONLINETEST

Dieses Buch ist mehr als ein Buch. Nutzen Sie auch meinen Onlinetest, um Ihre individuellen Elemente der Ekstase zu finden.
Testzugang: ilanstephani.com/elementederekstase
Passwort: schwarm
In diesem passwortgeschützten Bereich finden Sie auch eine Audioreise, um die sexuelle Matrix zu verlernen, und eine Videodemonstration für das beste Vorspiel der Welt. Beide Praxisreisen können Sie wiederholen, sooft Sie mögen. Dadurch tragen Sie Schicht für Schicht Ihr sexuellen Konditionierungen ab und finden immer mehr zu Ihrer sexuellen Essenz.

ERDE

DIE EROTIK
DER WAHRHEIT

Die Erde. Kein Leben ohne sie. Sie ist der Raum, in dem sich die gesamte Schöpfung abspielt. Der Boden, der uns trägt. Die Mutter all dessen, was pulsiert und pocht und liebt. Tiere, Pflanzen, Wälder, Seen, Täler, Menschen, Flüsse, Berge, Meere ... Die Erde ist der Stoff, aus dem wir sind, die Nahrung, die wir brauchen, und die tiefe, ruhige Schwärze nach dem Tod.

Das Naturelement Erde steht für körperlich konkretes Leben, für Verwurzelung, Realität, innere Mitte, Urvertrauen, Stabilität und Fruchtbarkeit. Erde steht für bedingungslose Liebe, aber auch für nüchterne Fakten: Sie ist der schlichte Boden der Tatsachen.

In ihrer physischen Erscheinungsform ist Erde das Element der Schöpfung, das am weitesten »unten« angesiedelt ist. Selbst der Ozean hat einen Boden, und Wasser fließt immer zur Erde. Feuer entzündet sich auf der Erde und bleibt ihr nah, selbst in hohen Flammen. Auch die Luft – am unabhängigsten von der Erde – strömt in Schichten um diesen Planeten, wird dünner und kälter, je weiter sie sich von der Erde entfernt, und würde kein Spiel kreieren, keine Form markieren und keine Bewegung erschaffen ohne die Formen der Erde.

Bedeutet: Die Erde ist nicht einfach nur irgendein Element; sie steht im Zentrum aller Elemente. Sie ist unendlich verwoben mit allen anderen Elementen. Sie ist das Kontaktelement überhaupt.

Die Körpertherapie ordnet dem Element Erde den gesamten menschlichen Körper sowie die Knochen zu. Erde ist das, was uns zu körperlichen Wesen und in unserer Situation zu Menschen aus Fleisch und Blut macht.

Global gesehen ist die Erde mit all ihren unersetzlichen Qualitäten extrem bedroht. Längst sind wir weltweit in eine Feuer-Dominanz geschlittert, die sich in unzähligen Symptomen zeigt: Wüsten breiten sich aus, Regenwälder verbrennen, Polkappen schmelzen und Burn-out ist eine globale Epidemie geworden. Diese systemische Dysbalance der Elemente ist auf der Makroebene entstanden, seitdem die westliche kulturelle Matrix den nach oben steigenden Elementen (Luft und Feuer) wesentlich mehr vertraut hat als den nährenden, tragenden Elementen (Wasser und Erde).

Nach wie vor glauben wir mehr an die Welt unserer Gedanken (Luft) als an die Kraft echter Verkörperung (Erde). Wir verheizen unsere Geschenke für eine kurzsichtige Wirtschaft und oberflächliche Kicks, anstatt in einem tiefen, intimen Kontakt zu uns selbst zu baden und den Puls der Schöpfung in unserem Inneren zu spüren. Unser Erleben wurzelt nicht in unserem Becken, in den Beinen und im Knochenmark, sondern schwirrt herum in unseren Gedanken – bei unseren Zielen und Vorhaben, wenn es gut läuft, und oft genug in endlosen, düsteren Negativspiralen. Will sagen: Wir sind die Töchter und Söhne einer kulturellen Matrix, die definiert ist durch eine fundamentale Abspaltung von dem, was Erde ist.

Nahezu alle in dieser Kultur haben den Bezug zur Erde verloren. Mit einer Ausnahme: die Erdmenschen.

DER SEXUELLE ERDMENSCH

Sie sind großzügig, liebevoll und ehrlich, sie mögen Sex und sie mögen sich selbst. Und wenn sie mit Ihnen Sex haben, dann können Sie hundertprozentig sicher sein, dass auch Sie sehr gemocht werden. Ist das nicht wundervoll?

Schauen wir uns diese sexuellen Geschöpfe genauer an. Für Erdmenschen ist Sex ein natürlicher, unkomplizierter und unschuldiger Teil des Lebens. Das heißt nicht, dass sie ständig Sex haben, ständig an Sex denken oder dass Sex für sie in irgendeiner Form ein zentrales, herausgehobenes Thema im Leben sein muss. Aber das Thema Sex ist (anders als für alle anderen Elemente der Ekstase) kaum stressbehaftet. Erdmenschen wirken nicht nur entspannt und gelassen, wenn es um Sex geht – sie *sind* es auch. Warum? Weil sie mit sich selbst verbunden sind und – jetzt kommt's – weil sie da beim Thema Sex auch bleiben.

In meinen Retreats zu sexueller Heilung habe ich zahllose Male Dynamiken wie diese erlebt: Nach einer Welle der Scham und des Schweigens brechen aus immer mehr Frauen ehrliche, mutige Schilderungen hervor. Wie müde sie sind, Sex zu haben, nur weil er in einer Beziehung dazugehört. Wie sie sich nicht sicher sind, ob sie Sex wirklich so haben wollen, wie sie ihn haben (und einige wissen sicher, dass sie ihn *nicht* so haben wollen, wie sie ihn haben).

Nach einer gewissen Zeit meldet sich dann eine der sexuellen Erdfrauen zu Wort und fragt irritiert in die Runde: »Sagt mal, warum reden wir eigentlich gerade die ganze Zeit über Probleme mit Sex? Ich meine, ist es wirklich so, dass hier alle frustriert sind?« Spätestens wenn die Rede darauf kommt, dass Penetration zu früh, zu grob, zu schnell oder schmerzhaft sei, mischt sich die Stimme der Erde ein: »Äh, und warum hast du dann Penetration? Ich meine, wenn es dir keinen Spaß macht? Also, ich hatte wirklich schon eine Menge Sex, und viele Männer, aber ich habe *nie* Penetration erlebt, die ich nicht wirklich wollte.«

Sexuellen Erdmenschen ist häufig gar nicht klar, dass für andere Elemente Sex ein verstricktes Problemfeld sein kann. Denn ihr sexuelles Naturtalent, welches Erdmenschen mühelos, mit Leichtigkeit und ohne es selbst zu merken, in den Sex einbringen, ist die Qualität von echter *Verbundenheit*. Die Erde, Göttin sei Dank, kann sich von der Erde nicht abspalten.

Die sexuelle Welt der Erde klingt tatsächlich für viele von uns nach purem Balsam: Kontakt, Berührung, Erotik, Erregung und Sex bleiben ruhig und verbunden mit dem Boden der Tatsachen. Es gibt einfach keinen Grund, sich in eine andere Welt hineinzusteigern, als in eben diese, die uns umgibt. Das eigene Körpergefühl und die

Grenzen eines anderen Menschen zu übergehen für einen vermeintlichen sexuellen Kick? Käme einem Erdmenschen nicht in den Sinn. Weil es sich nicht gut anfühlen würde. Deshalb.

Die sexuelle Matrix ist an den Erdmenschen sozusagen vorbeigerauscht. Sie sind nach wie vor mit ihrer körperlichen Weisheit verbunden und weitgehend immun gegenüber dem Schönheitswahn, den Rollenbildern und dem Sexterror dieser Kultur.

Im Zweifelsfalle orientiert sich die sexuelle Erde an ihrer Innenwelt, nicht an der Außenwelt. Im Zweifelsfalle folgt sie ihrem eigenen Erleben und nicht der sexuellen Matrix. Dadurch entsteht ein weit offener Raum aus Erlaubnis, der unendlich heilsam sein kann für ihre Partnerinnen. Erdmenschen tragen kein sexuelles Ego vor sich her und strahlen eine unbekümmerte, unwiderstehliche sexuelle Unschuld aus. Ihnen fehlt das Motiv, um sich oder andere sexuell negativ zu bewerten. Ihre urteilsfreie Zuwendung ist Medizin für uns Kreaturen, die wir uns aus der sexuellen Matrix freistrampeln, und wenn wir uns erschöpft in die Arme eines Erdmenschen werfen dürfen, atmet unser ganzes System auf.

Das größte Geschenk der Erde ist ihre sexuelle Großzügigkeit. Sie vermittelt allen Elementen einen tiefen Raum der inneren Ruhe. Kein Druck, keine Selbstkritik, keine Performance, kein Schönheitswahn; einfach nur die atemberaubend schöne Begegnung von Menschen, die sich mögen.

Ich möchte betonen, dass diese aufrichtige Zuneigung nicht nur Liebesbeziehungen betrifft. Die sexuelle *Essenz*, also das Naturtalent der Erde – und zugleich auch ihr sexuelles Aphrodisiakum – ist echter *Kontakt*, nicht Partnerschaft. Erde nimmt diese Qualität des Verbundenseins mit sich, dem Gegenüber und der Situation überallhin. Auch in den Swingerclub. Auch zu einem One-Night-Stand.

Die sexuelle Erde ist ein zutiefst treues Wesen. Auch das ist nicht auf Monogamie bezogen, sondern auf die echte Begegnung, der gegenüber sie sich selbstverständlich verantwortlich verhält. Gerade Erdmenschen leben oft in mehreren festen Beziehungen gleichzeitig.

Alles in allem sind sexuelle Erdmenschen ein Geschenk an sich für alle anderen Elemente der Ekstase. Sie geben Halt, Raum und Erlaubnis für alles, was gerade ist. Bedingungslos.

Also ja, wir sollten alle mit Erdmenschen Sex haben. Sie sind als Sexpartner ein Sechser im Lotto. Bei ihnen können Sie Ihre Selbstzweifel anschleppen, Sie können Ihre versteckten Neigungen mitbringen, Sie können verrückte Experimente vorschlagen: Sexuelle Erdmenschen machen aus nichts ein Problem.

In Bezug auf ihre eigenen Bedürfnisse sind sie ein offenes Buch. Wenn sie etwas sagen, dann meinen sie es so. Kein versteckter Subtext, keine Manipulation und keine Psychospielchen. Sexuelle Erdmenschen sind ehrlich, echt, berührbar, verlässlich.

Weil die zwischenmenschliche Verbindung für Erdmenschen so zentral ist, ist Partnersex oft wichtiger als Solosex. »Masturbieren und Pornos? Kann man machen, ja. Ist aber nicht das Erste, was mir einfiele, auch wenn ich Single bin.« Solche Statements habe ich oft von Erdmännern gehört.

Erdmenschen sind übrigens die Letzten, die sich abends beim Bier mit ihren Verführungskünsten brüsten würden. Ein Erdmann versucht auch nicht, »Frauen ins Bett zu kriegen«. Denn gepushter Sex ist stressiger Sex. Sex muss passieren dürfen. Wenn die Sprache darauf kommt, dass er passiert ist, dann eher zufällig. »Hat sich ergeben. War schön«, sagt der Erdmann gelassen und verspürt nicht das geringste Bedürfnis, sich vor seinen Kumpels aufzublasen.

Ihre Orgasmen

Die meisten Erdfrauen, die ich gesprochen habe, haben einen vertrauten, selbstsicheren Zugang zur eigenen Vagina. Penetration ist für Erdfrauen unkompliziert und selten vorbelastet. Auch die sexuellen Stoßbewegungen, die für viele Elemente eher Spannung kreieren statt Lust, sind für Erdfrauen lustvoll und natürlich. Erdfrauen können viel Energie bewegen und halten und haben keine Angst vor klarer, körperlicher und kräftiger Stimulation.

SEXDEFINITION

Die Erddefinition von »Sex« verträgt sich vereinfacht gesagt mit dem, was unsere sexuelle Matrix auch als Sex definiert. Erdfrauen wie Erdmänner verstehen unter »Sex« alle körperlichen Begegnungen mit anderen Menschen oder sich selbst, die körperlich erregenden Druck, Berührung, Bewegung und die Stimulation von Lippen, Brüsten und Genitalien beinhalten. Enges Tanzen und feste Umarmungen können dazugehören. Dennoch fokussiert sich für Erdmenschen Sex im engeren Sinne auf Nacktheit und Genitalien.

Vaginale Orgasmen sind für Erdfrauen einfach erlebbar, sie würden sich aber nie dafür anstrengen »endlich mal einen vaginalen Orgasmus zu haben«. Auch Orgasmen an der Zervix, beim Analsex und an den Brustperlen (bei kräftiger Stimulation) wurden mir oft geschildert, und immer hatte es in aller Freude und Dankbarkeit einen ruhigen, unprätentiösen Unterton.

Erdfrauen können mehr als einen Orgasmus haben, aber erwarten oft nicht mehr als einen. Sie beschreiben ihr Erleben von Orgasmen als wuchtig, aufladend, als einen geballten Umschwung klarer sexueller Kraft im Becken, als körperlich erdend, als ein tiefes, klares Landen in sich selbst und als ein wohltuendes Reset.

Seine Orgasmen

Erdmänner erleben Orgasmen oft im ganzen Penis, in der Peniswurzel und in der Tiefe des Beckens. Sie reagieren besonders auf Druck und Stimulation an den Hoden und um sie herum. Auch das Perineum, der ganze Beckenboden und die Prostata sind für viele Erdmänner ein vertrauter und wichtiger Teil ihrer Sexualität.

Die sexuelle Energie beschreiben Erdmännern oft so, dass sie sich beim Sex nach innen hinten, vom Penis ausgehend in den gesamten Beckeninnenraum hin, ausbreitet und dass sie anders als für einige andere Elemente aber hauptsächlich im Becken bleibt.

Auch für Erdmänner sind Orgasmen nicht das Ziel der sexuellen Begegnung. Der Kontakt ist ihnen wichtiger als die Fixierung auf ein Ziel oder den eigenen Fokus.

ERDE IN DER MATRIX

Das klingt alles so, als müssten Erdmenschen die sexuell glücklichsten und erfülltesten Menschen auf der Welt sein. Stimmt nur zum Teil. Auch Erdmenschen können die Erfahrung machen, dass Sex irgendwann und irgendwie stressig geworden ist, eben weil wir Sex heutzutage in einer Welt haben, die fundamental tief von einer traumainduzierten Matrix geprägt ist.

Kontakt ist für die sexuelle Erde eines der tiefsten Motive für Sex. Jetzt findet Partnersex aber in der Matrix statt. Entweder mit anderen sexuellen Elementen, deren sexuelle Essenz von dieser Kultur stark in Mitleidenschaft gezogen wurde, oder mit einem anderen wundervollen Erdwesen (und auch diese Begegnung ist nicht immer der Himmel auf Erden). Wie diese Begegnungen konkret aussehen, lässt sich anhand der Elemente der Ekstase präzise beschreiben. Ja präziser, als uns lieb ist. Sollten Ihnen die folgenden Beispiele deprimierend vorkommen, dann deshalb, weil es deprimierend *ist* zu sehen, wie die sexuellen Begegnungen von Erdmenschen in dieser ekstasefremden Welt milliardenfach ablaufen. Das ist aber die Realität, unser kollektiver Status quo, das Gefängnis der Nichtekstase, und wir müssen es kennen, um uns daraus befreien. Wie wir den gordischen Knoten lösen, lesen Sie im zweiten Teil des Buches. Versprochen. Bereit für die Erde in der Matrix? – Dann atmen Sie ein. Vorhang auf für ein Drama in vier Akten.

Erde & Erde

Diese Kombi müsste das Paradies auf Erden sein, oder? Ja, sie müsste. Mit den besten Voraussetzungen, aufrichtig, ehrlich und voneinander berührt, liegen zwei Erdmenschen im Bett. Ja, sie haben nicht nur Sex miteinander. Sie verlieben sich auch, sie verbinden sich und beginnen eine Beziehung. Die Erde bebt, die Herzen schlagen höher, der Sex ist nährend, lustig und liebevoll. Erst mal. Bis er zur Routine wird. Und nein, der Grund ist nicht die feste Beziehung, sondern die Beschaffenheit des Elements Erde, wenn sie keinen Kontakt mehr mit den anderen Elementen hat.

Erde ist stabil. Erde hält den Raum. Aber sie bespielt ihn nicht. Wenn keine anderen Elemente Bewegung in den Sex bringen, rutscht Erde in die Stagnation. Ohne Wasser wird Erde trocken, ohne Feuer wird sie kalt, und ohne Luft wird sie unfruchtbar.

Was das im Sex bedeutet? Erdmenschen sammeln ihre sexuelle Erfahrenheit, weil sie sich von ihren andersartigen Partnerinnen im Schlepptau in die nächsten Abenteuer ziehen lassen. Aus eigenem Antrieb suchen sie aber keine neuen Impulse. Wenn das Schlepptau fehlt, fehlt auch der Input. Auch in der glücklichsten und liebevollsten Beziehung der Welt wird sich deshalb zwischen Erde und Erde Routine breitmachen. Und während die Erde innerlich stagniert, dreht die Menschenwelt sich immer schneller. Alltag, Berufe, vielleicht Kinder, der ganz normale alltägliche Wahnsinn.

Wohlgemerkt: Es mangelt hier nicht an Liebe, nicht an Begehren, nicht einmal an Energie. Es mangelt an Wachsamkeit, wie schnell der Staub der Menschenwelt die Erde bedecken, verschmutzen und belasten kann. Keiner von beiden hat es kommen sehen, aber plötzlich wachen diese verkörperten, verbundenen und von Gott gesegneten sexuellen Erdmenschen auf – und hatten seit Jahren keinen Sex mehr.

Sexuelle Nichtaktivität ist für die Erde erst mal kein Problem. Im Gegenteil. Erde ist die Meisterin der Zyklen, Rhythmen und Jahreszeiten; sie kennt das Ausatmen ebenso sehr wie das Einatmen. Aber gerade das ist das Perfide! Die sexuelle Erde merkt erst, wenn es zu spät ist, dass sie schleichend grau geworden ist, plötzlich in der Midlife-Crisis steckt oder eines Tages aufwacht und sich fragt: »Was will *ich* überhaupt in dieser Beziehung?«

Der sexuelle Segen der Erde, der immense innere Raum von Erlaubnis, ist zu einem zweifachen Fluch geworden: Nicht nur wird die Erde mit ihren eigenen Bedürfnissen von der Außenwelt übersehen, bis es zu spät ist, sie hat auch sich selbst übersehen. – *Erde übersieht sich selbst.*

Erde & Luft

Luftmenschen sind zarte, komplexe Geschöpfe (zu denen kommen wir noch), und einen Erdmenschen zu finden ist Balsam für die gestresste sexuelle Luftessenz. Denn mehr als jedes andere Element ist die Luft von der sexuellen Matrix eingeschüchtert. Sie fühlt sich sexuell ungenügend bis hin zu asexuell. Im Partnersex mit der Erde plötzlich bedingungslos richtig zu sein, ist der Himmel auf Erden für Luft. Endlich, endlich fühlt sich Luft sicherer im Sex. Dummerweise dreht sich dadurch der Partnersex schnell nur noch um die hochsensiblen Empfindungen des Luftwesens. Und die Erde, in ihrer bedingungslosen Hingabe an das, was ist, gerät mit ihren Bedürfnissen nach und nach ins Hintertreffen.

Wieder und wieder ist der Knackpunkt, dass jedes Element der Ekstase von sich auf andere schließt. Der Erdmensch ist und bleibt mit sich selbst im Kontakt (»Warum auch nicht?«) und geht davon aus, sein Luftgeschöpf sei das auch. Ohne aktive Erdung verliert Luft aber den sexuellen Halt. Sie erlebt keine sexuelle Initiative durch den Partner und traut sich eine solche selbst nicht zu.

Ein Beispiel, wie das konkret aussieht: Der Erdmann versteht, dass die Luftfrau seines Herzens hochsensibel ist und unterstützt ihre Selbstfürsorge und ihren Rückzug, wenn ihr alles zu viel wird. Sexuell merkt er schnell, dass er sie überfordern kann, wenn er sie einfach anfasst und an sich zieht, wie er es mit früheren Partnerinnen getan hat. Also lässt er ihr Raum. Er will sie nicht bedrängen und verlegt sich darauf, ihre sexuellen Signale abzuwarten – um dann darauf zu antworten. So ist der Plan. Aber genau diese Signale bringt die Luftfrau nicht ein. Während er davon ausgeht, sie wird sich schon melden, wenn sie Sex will, ruht sie sich erst mal aus von all den Jahren, in denen Sex ein dauerpräsenter Stressfaktor und Zankapfel mit ihren Männern war. Dabei merkt sie gar nicht, dass sexuelle Begegnungen ihr selbst fehlen – bis Monate oder Jahre ins Land gegangen sind.

In dieser Dynamik, die der Erdmann aus purer Rücksichtnahme zugelassen hat, verliert die Erde ihre eigentliche Ressource: mit der Realität verbunden zu sein. Und aus der Qualität der Luft, immenser Klarheit und Wachheit, ist das Gegenteil geworden – eine Mischung aus Überforderung, Hilflosigkeit und Schuldzuweisungen. Eine Luft, die man nicht mehr einatmen kann, ohne husten zu müssen. – *Luft trägt Erde ab.*

Erde & Feuer

Oh, là, là, Feuerfrau trifft auf Erdfrau, und die Funken fliegen. Die Feuerfrau lodert begeistert auf, und Erde stürmt mit ihr ins Abenteuer. Feuer flippt aus vor Freude, dass sie endlich mal eine Liebespartnerin gefunden hat, der sie mit ihrer immensen sexuellen Kraft nicht zu viel ist – und natürlich kann die Erde robust, verwegen und kraftvoll sein. O ja, auf dieser Welt ist vieles möglich! Sie macht jedes sexuelle Abenteuer mit, jedes Experiment und jede verrückte Idee. Aber die Erde tut es, weil der Kontakt ihr diese Kraft gibt, nicht der Sex.

Und Feuer geht davon aus, hier sei jemand in derselben Weise berauscht vom Sex an sich wie sie. Nach einer Weile, in einer Beziehung oder längeren Affäre, wird diese innere Diskrepanz deutlich.

Wieder schlägt die Falle zu: Die Erde übersieht sich selbst, und sie lässt zu, übersehen zu werden. Sie vergisst, welche Kraft sie hat – als Schauplatz für ein flammendes Fest der Leidenschaft, als Boden und als das zentral tragende Element überhaupt. Sie stellt sich selbst chronisch in die zweite Reihe; dabei verliert die Begeisterung mit der Feuerfrau an Halt.

Die Dysbalance wird dem Feuerwesen zwar zuerst auffallen, als Frust und Fragezeichen. Aber am Ende des Tages haben wir keine wärmende Glut, sondern nervöse Stichflammen und die erschöpfte Asche einer sexuellen Begegnung. Die Feuerfrau zählt besorgt nach, dass der Sex mit jeder Woche seltener geworden ist, und beschwert sich, dass immer sie die Initiative ergreifen müsse. Die Erdfrau vermisst einfach das entspannte und selbstverständliche Zeitverbringen miteinander und fühlt sich insgeheim müde davon, dass körperliche Nähe so oft sexuell geworden ist. Deshalb sieht die Erdfrau keinen Grund, den Sex noch häufiger zu haben, als sie ihn sowieso schon hat. All das weiß sie häufig nur halb bewusst über sich selbst, aber es bremst die Kommunikation und Energie der beiden aus. Und die Feuerfrau merkt gar nicht, *wie viel Erde sie bereits verbrannt hat.*

Erde & Wasser

Außerhalb der Matrix vollziehen Erde und Wasser regelrechte Wunder. Wenn sie die ganzkörperliche Erotik und die Gefühlstiefe des Wassers mit der Kontinuität und Ruhe der Erde kombinieren, kreieren sie einen nachhaltigen Raum für wirklich gelebte Liebe. Sex wird zu Medizin mitten im Alltag, eine Oase der Regeneration und Verbindung miteinander, eine Insel, auf der sie beieinander sind, sich einander zuwenden, einander halten, spüren und feiern.

Treffen sie sich *in* der sexuellen Matrix, wird Wasser die Erde ertränken, in ihr versickern und fruchtbaren Boden in Schlick und

Treibsand verwandeln. Ebenso wie Luftwesen haben sexuelle Wassermenschen einen klaren Leidensdruck durch die sexuelle Matrix. Sie warten nur darauf, dass jemand für sie den Raum halten kann. Und schon wieder wird das treue, tapfere Erdwesen übersehen. Die Schleusen öffnen sich, alle Dämme brechen und die unterdrückten vergangenen Gefühle des Wassermenschen brechen sich Bahn.

Ich habe diese Dynamik in meinen Beziehungen selbst erlebt, und leider habe ich sie oft auch gehört: Eine ehrliche, liebevolle und heilsame Beziehung scheitert daran, dass die Wucht des Wassers schlicht und ergreifend die Erde überschwemmt, ohne es auch nur zu bemerken. Plötzlich geht es nur noch um die Gefühle der Wasserfrau. Tragischerweise kreiert das aber keinen tragenden Raum für emotionale Heilung, sondern trägt im Gegenteil den Boden ab, in dem eine Beziehung wirklich Früchte tragen kann. Egal wie viele Wunden auftauchen und egal wie viel Zeit und Aufmerksamkeit das Paar ihnen widmen mag, es fühlt sich niemals an, als sei es genug, und Sex zu haben rückt in weite Ferne. Wenn ein sexueller Wassermensch in der Beziehung keine Erdung findet, neigt er zu einem emotionalen Dauerdrama und verwickelt sich immer mehr in Vorwürfe und Schuldzuweisungen. Dass der Erdmann sich nur zurückgehalten hatte, um den Stimmungen und Gefühlen der Wasserfrau Raum zu geben, sieht sie nicht mehr. – *Wasser überflutet Erde.*

Übrigens: Solche Dynamiken entfalten sich häufig erst in länger dauernden Beziehungen oder Affären – überall dort, wo ein Erdmensch sich länger in einer sexuellen Dynamik mit einem anderen Element befindet und wo die Aspekte und Geschenke der Elemente nicht gesehen werden.

Ruhig ist nicht selbstverständlich

Um die Dynamiken in Ihrem Sexleben zu verstehen, müssen Sie sich im Prinzip nur vor Augen halten, wie wir mit den Naturelementen auf diesem Planeten global umgehen, also im ganz großen Stil. So wie wir den Planeten Erde behandeln, so behandeln wir die Qualitä-

des Elements Erde auch im Sex. Wir übersehen, wie sehr wir von Erdqualitäten abhängen und wir setzen voraus, dass sie alles mitmachen wird. Für immer. Wir halten sie für selbstverständlich.

Währenddessen leben wir in einer Matrix, die uns die Illusion verkauft, ein sexuelles Mangelwesen zu sein. Deshalb erlauben wir uns, ständig um das eigene Drama zu kreisen. Sexuellen Erdmenschen, die aus dieser kollektiven und kulturellen Dynamik aufwachen, dämmert das Ganze eines Tages dann doch: »Wann geht es eigentlich mal um mich?« Oh! Diese Frage haben alle übersehen. Und die Erde selbst, schon erschöpft, grau, alt und müde, winkt ab: »Ach, nicht so wichtig.« Ihr großes Herz ist ihr Fluch geworden.

Hilfe! Ist die Erde denn noch zu retten, wenn alle so gedankenlos und egoistisch auf ihr herumtrampeln? Tatsächlich: Ja. Sexuelle Erdmenschen können die Negativspirale umdrehen, indem sie beginnen, sich selbst sexuell zu achten. Und Partner von Erdmenschen können die Großzügigkeit der Erde wahrnehmen, sich dafür bedanken und ihre eigenen Qualitäten der Erde schenken. Hier finden Sie die Zutaten für das äußere Setting, das Erde braucht, um sich aus der Matrix zu befreien und in die Ekstase zu gleiten.

DAS IDEALE SEXUELLE SETTING

Ekstase ist ein Gesamtkunstwerk aller Elemente, die Alchemie aller Qualitäten im Tanz miteinander. Wenn Sie ein Erdwesen sind, ist Ihre Lernaufgabe, die Eigenschaften jedes anderen Elements zu nutzen, um Ihren eigenen typischen Fallen zu entgehen und um die Medizin, die wir alle füreinander sein können, wieder wachzuküssen.

1. Nutzen Sie den frischen Wind der Luft

Sie müssen sich nicht krampfhaft kreativ verhalten, sich mit Sextoys eindecken oder in Swingerclubs gehen, wenn Sie nicht wollen. Aber legen Sie den Fokus darauf, bewusst sexuelle Routinen zu durchbrechen. Was für Sie zur Routine geworden ist, wissen Sie selbst am besten: Ort, Tageszeit, Ablauf, die Art, Sex zu initiieren, Stellungen, Bewegungsmuster, Atemmuster etc. Pusten Sie vor einer sexuellen Begegnung diesen Staub der Gewohnheit beiseite. Probieren Sie neue Berührungen Ihrer Genitalien aus. Ändern Sie Ihr sexuelles Atemmuster. Oder machen Sie andere Töne als sonst.

2. Spielen Sie mit der Initiative und Dynamik des Feuers

Bewegen Sie Ihre sexuelle Energie im ganzen Körper. Ob Sie gerade Sex haben oder einfach sexuellen Turn-on spüren: Strampeln Sie mit allen Körperteilen, prusten Sie und schütteln Sie sich. Nein, das ist kein Witz. Details zum Thema Schütteln folgen später, aber für jetzt: Bewegen Sie Ihre sexuelle Energie überallhin – in die Arme und Hände, in die Beine und Füße und in Ihr Gesicht.

Was dadurch passiert? Sie nutzen die sexuelle Energie, die Sie haben, mehr, als Sie es sonst tun würden. Und das ist das Gegengift zu jeder Stagnation, Wiederholung und Routine! Will sagen: Wenn sich Ihre sexuelle Energie anders in Ihrem Körper bewegt als sonst und wenn sie sich dort mehr bewegt als sonst, dann ist es nur eine Frage der Zeit, bis sich Ihr ganzes Sexleben anders und mehr bewegt als sonst. Sie glauben mir nicht? Nun, dann widersprechen Sie mir. Aber bitte erst, nachdem Sie es wirklich ausprobiert haben.

3. Tauchen Sie in die zeitlose Entspannung von Wasser

Sie sind ein Naturtalent in Sachen Fürsorge. Nun seien Sie beim Sex auch sich selbst gegenüber großzügig. Stellen Sie sicher, dass Sie sich um die Außenwelt nicht kümmern müssen, und dass Sie genug Raum haben und genug Zeit, um wirklich in Ihr innerstes Erleben hinein loszulassen. Beim Sex darf und soll es auch um Sie persönlich gehen. Wiederholen Sie nicht die Fehler der Vergangenheit, sich selbst zu übersehen und Ihre Geschenke als Erde zu unterschätzen!

Mit diesen Medizintropfen der anderen Elemente in Sachen Sex: Was verändert sich dadurch für Sie als Erdmensch? Was fühlt sich dadurch anders an als sonst?

Wenn Sie die sexuelle Matrix nicht nur kognitiv begreifen, sondern auch energetisch loslassen möchten, empfehle ich Ihnen meine Audioreise zum Sexuellen Verlernen unter www.ilanstephani.com/elementederekstase, Passwort: schwarm.

SECRET SERVICE

Ihr Partner ist ein Erdgeschöpf? Dann kommen hier ein paar Geheimtipps für Sie. Schwingen Sie sich auf die Geschenke, Qualitäten und die Essenz der Erde ein, um den ekstatischen Tanz der Elemente einzuladen. Mit den drei folgenden Codes können Sie Ihr Erdwesen beschenken.

1. Der Begegnungscode

Erdmenschen werden vom Wir-Gefühl angetörnt. Und ein Wir kann man nicht faken. Also seien Sie ehrlich. Damit meine ich: sexuell ehrlich. Es geht nicht um treu, nicht um richtig, nicht um normal, sondern um ehrlich. Diese sexuelle Matrix hat Ihnen einen Haufen Spielchen beigebracht. Sie könnten beispielsweise mit dem Typen am Nachbartisch flirten, um Ihren Partner eifersüchtig zu machen. Lassen Sie all das Manipulative einfach weg. Was für andere Elemente aufregend sein kann, törnt die sexuelle Erde eher ab. Sie wertet die kulturellen Spielchen schlicht als Desinteresse an der jeweiligen Situation, und damit hat sie recht.

Wohlgemerkt: Nichts gegen den Flirt mit einem Typen vom Nachbartisch. Aber haben Sie ehrliche Motive dabei, keine versteckten! Einen Erdmenschen gewinnen Sie viel leichter, indem Sie mit sich selbst verbunden sind, Ihren eigenen Körper spüren und dann geradeheraus sagen, was Sache ist. Beispiel? »Du, ich weiß, wir kennen uns noch nicht lange. Aber ich habe gerade an Sex mit dir gedacht.« – Jap, da bleibt die sexuelle Erde lässiger als jedes andere Geschöpf. Es sage niemand, die Realität sei langweilig!

2. Der Berührungscode

In der Körperarbeit werden dem Element Erde die Knochen zugeordnet. Dieses Wissen öffnet ganz neue Möglichkeiten für Ihr Sexleben. Erdmenschen kommen in ihr Element, wenn sie feste, klare, ruhige Berührungen an den Knochen erfahren, zum Beispiel an Gelenken, an den Knien, am Becken und entlang der Wirbelsäule. Erde liebt festen, flächigen Druck auf der Haut und noch viel mehr tief im Gewebe. Lehnen Sie sich mit Ihrem ganzen Körper in die Momente, in denen Sie Ihre Erdpartnerin umarmen, massieren oder stimulieren. Nicht schnell, nicht schüchtern und nicht oberflächlich, sondern so präsent und körperlich wie möglich.

3. Der Orgasmuscode

Wenn die Begegnung stimmt, wenn die Berührung stimmt und wenn der Körper beginnt zu beben, dann ist die sexuelle Erde am glücklichsten, wenn Sie ihr tiefe, verbundene Orgasmen schenken. Druckberührungen zwischen den Körpern, auch durch das eigene Körpergewicht, sind wundervoll. Genauso kräftige, flächige Stimulationen der Genitalien. Die Zauberformel hierfür: Präsent statt zielfixiert und kräftig statt zurückhaltend.

Die Kontaktstellen zwischen ihren Becken und Körpern (Brustraum, Lippen, Beine) können ebenso erregend sein. Spüren Sie in Ihren eigenen Genitalien alle Stellen von Hautkontakt, auch tief im Inneren der Vagina und entlang aller Seiten des Penis. Wenn Sie eine Zaubertechnik gefunden haben, die für Ihr Erdwesen funktioniert, bleiben Sie dabei. Nicht schneller, nicht langsamer, nicht mehr, nicht weniger. Feuern Sie kein Feuerwerk auf die Erde ab, sondern bleiben Sie in Kontakt.

Sexy Spickzettel

Die sexuelle Erde ist aufrichtig und urteilt nicht. Sie ist großzügig, entspannt und mit sich selbst verbunden. Sie liebt Sex, rennt aber nicht durch die Gegend, weil sie »dringend Sex braucht«. Sie ist offen für so ziemlich alles, was die Menschen glücklich macht, die sie mag. Sie ist toll.

Ihre Geschenke

Sicherheit, Verkörperung, Verbundenheit, Kontakt, Ehrlichkeit, Selbstliebe, Liebe

Erde in der Matrix

Stagnation (Erde mit Erde)
Vom Winde verweht (Erde mit Luft)
Überflutung (Erde mit Wasser)
Verbrennen (Erde mit Feuer)

Das ideale sexuelle Setting

Die Klarheit der Luft
Die Dynamik des Feuers
Die Entspannung des Wassers

Secret Service

Der Begegnungscode: Ehrlichkeit
Der Berührungscode: Knochen, Druck
Der Orgasmuscode:
Stimulationen im ganzen Beckenraum

▽

WASSER

OZEAN DER SINNLICHKEIT

Das Naturelement Wasser ist eine atemberaubende Formwandlerin, die uns in den verschiedensten Zuständen begegnet. Als Eis wird Wasser so hart, dass es Berge sprengen kann, als Fluss kann es ganze Landschaften überschwemmen, und sobald es heiß genug wird, ist es frei und formlos wie die Luft.

Wenn es fließen darf, dann fließt es nach unten, Richtung Erde, und es füllt Tiefen und Räume, die wir Menschen nicht sehen, nicht kennen und über die wir immer noch kaum etwas wissen. Welche Lebewesen in den tiefsten Gebieten des Ozeans leben? Welche Schiffe dorthin versunken sind und welche vergangenen Epochen der Menschheit wir dort finden würden? Wir wissen es nicht.

Wasser ist der Weg zu neuen Kontinenten. Es verspricht, verführt, verrät, es trägt uns und es verschlingt. Wasser segnet, Wasser wäscht und Wasser heilt. Wasser überrascht, überwältigt und zerstört.

Wir Menschen sind Wasserwesen. Wir bestehen aus Wasser so viel mehr als aus jedem anderen Element. Die Ozeane waren unsere erste Heimat, und wir entwickeln uns im Fruchtwasser, nicht an der Luft. Auch unsere erste Atmung ist die Wasseratmung, die wir ein Leben lang als craniosacralen Puls beibehalten. Im Körper ordnen wir diesem Element das Bindegewebe zu, unsere Faszien und die Lymphe.

Die Kraft des Wassers in Worte zu fassen ist fast unmöglich, denn Wasser überwindet die rigide Logik unserer Sprache. Wasser ist wild und chaotisch, dabei bis in jeden Tropfen hinein ein Orchester der Perfektion. Wer schon einmal unter einem prasselnden Wasserfall stand, kennt das Gefühl der seligen Überwältigung. Gleichzeitig ist das, was uns da überwältigt, eben keine Willkür, sondern die strudelnde Eigendynamik von freiem Wasser in seiner gesündesten, kraftvollsten Form. Und hier können wir es sagen: Dieses Wasser ist in seiner natürlichen Ekstase. Wenn wir dieses Element durch die Kanalisation unserer Wasserrohre zwängen, wenn wir es durch Wasserhähne lenken oder ganze Flussläufe in Kanäle pressen, dann verliert Wasser seine heilende Wirkung. Wir können das Wasser nicht zwingen und nicht besitzen, wir können es nicht kontrollieren, ohne seine Seele zu verlieren.

DER SEXUELLE WASSERMENSCH

Gießen wir Wasser aus in einem Raum, so wird es am Boden entlang in jeden Winkel fließen, allen Staub entdecken, allen Schmutz ins Fließen bringen. Analog dazu sind sexuelle Wassermenschen extrem sensibel für alle Aspekte eines sexuellen Settings. Wie ist das Licht? Wie warm ist es oder wie kalt? Stimmt die Lautstärke der Musik? Bin ich noch gestresst? Sind unausgesprochene Dinge zwischen uns?

Sexuelle Wassermenschen sind sinnlich, intuitiv und tief an Gefühlen, sie füllen einen ganzen Raum mit ihrer erotischen Aura – wenn wir sie lassen.

Ganzkörperliche Entspannung ist für den sexuellen Wassermenschen die Voraussetzung, um überhaupt Lust auf Sex zu haben. Wasser muss zur Erde sinken, also entspannen und loslassen können, um die Alltagswelt abzustreifen und in die Welt der Körperlichkeit einzutauchen. Das heißt, Sex funktioniert nicht als Stressabbau; der Stress muss schon vorher abgebaut werden. Dann ist Wassersex ein atemberaubend lebendiges, intuitives, verschmolzenes Liebesspiel ohne Skript, ohne Druck und ohne Zeit.

Ein wichtiger Aspekt des sexuellen Wassers ist die starke Verbindung von Sex mit Gefühlen. Das betrifft das Fühlen von Gefühlen vor dem Sex, um Lust auf Sex zu haben, ebenso wie das Fühlen während des Sex. Sollten Sie bereits den Verdacht haben, ein Wasserwesen zu sein oder eines zu kennen: Ja, erlauben Sie sich und dem Rest der Welt ab sofort, beim Sex in Tränen auszubrechen, ohne zu wissen, warum, und ohne das wirklich dramatisch zu finden. Es ist nämlich nicht dramatisch. Es ist gesund.

Das betrifft natürlich nicht nur Tränen. Analog zum freien Mäandern in einem Fluss sind für Wasser die Übergänge zwischen den Gefühlen fließend und verändern sich ständig. Wo geht's hier gerade lang? Oh, jedenfalls nie geradeaus. So viel immerhin ist klar. Weinen aus tiefster Seele, gleich darauf losgelöstes Lachen, lautes Brüllen, gleich darauf einfach nur tönen, stöhnen und seufzen und sinken … für sexuelles Wasser ist das eine natürliche Verlaufsform von Ekstase.

Wer darauf nicht vorbereitet ist und denkt, Wasser würde ticken wie »der Rest der Welt«, findet das vielleicht hochgradig verwirrend bis besorgniserregend (»Bist du okay?«), wie eine ausufernde Odyssee in der heimlichen Hoffnung, doch mal bitte irgendwo anzukommen (»Hey, Liebling, vielleicht bei einem Orgasmus?«).

Wir sehen also: Wasser kann ein sexuell entfesseltes Naturspektakel sein, das unsere engen Konzepte von Sex über Bord wirft. Welch ein Segen! Überfordert es damit aber seine Partner und versucht es deshalb, sich selbst zu begradigen, verliert es den Zugang zu seiner sexuellen Essenz.

In seiner freiesten Form ist Wassersex seelische Heilung pur, und zwar für alle Beteiligten. Er schwemmt die Wunden der Vergangenheit, die wir mitschleppen in unsere aktuellen Beziehungen, noch einmal an die Oberfläche und wäscht sie aus dem Körper und aus unserer Seele. So gesehen ist das sexuelle Wasser auch auf globaler Ebene der Hoffnungsträger für die Heilung der sexuellen Matrix. Es ist das Element, das Gefühlstiefe, Intimität und sexuelle Lust wieder miteinander verbindet.

Es ist unmöglich, Wassersex zu konsumieren. Zu wild und frei und tänzerisch sind die Faktoren, die den Schwarm der Wasserekstase bilden.

So viel wissen wir: Die Umgebung muss stimmen. Wenn sie nicht stimmt, trägt sie die Ekstase ab. »Entschuldige, Liebling, kannst du noch mal kurz aufstehen? Ich glaub, der Vorhang ist nicht zu, die Nachbarn könnten uns sehen. Und ist der Herd aus?«

Wassermenschen brauchen Zeit, um sexuell warm zu werden. Ihre ekstatische Erregung baut sich langsam und in Wellenformen auf. Das heißt, sie fällt zwischendurch immer wieder ab. Aber wenn sie einmal in Wallung sind, bleiben sie sehr, sehr lange warm.

Wenn Wassermenschen anfangen, sich sexuell zu öffnen, bewegen sie sich mit dem ganzen Körper, was sie selbst beschreiben als »mit Leib und Seele«. Die Haut, der Brustkorb, die Stimmbänder, die Lippen und die Genitalien werden von innen heraus warm und immer wärmer, die sexuelle Energie dehnt sich immer weiter aus in ein zelluläres Ganzkörperempfinden. Das Bindegewebe wird wach, Bewegung, Atmung, Puls schwingen weiter und höher und der Körper beginnt zu leuchten. Hier angekommen verliert der Wassermensch das Zeitgefühl. Die sinnliche Präsenz vertieft sich, die Genusswellen fluten den ganzen Körper und das Wasserelement wird zur dominierenden Wucht in der sexuellen Begegnung.

»Oh, ich will mich verlieren, untergehen in den Wellen der Lust. Mich auflösen wie ein Tropfen im Ozean.« So in etwa klingen Menschen, übrigens auch mutige Männer, die diese Wasserekstase beschreiben. Die Wellenberge sind dabei oft eine tiefe, eruptive, orgasmische Katharsis der Gefühle, die vorher zurückgehalten wurden.

Orgasmustypen der Wassermenschen

Die Innigkeit, das Gefühl der Verschmelzung und Entgrenzung stehen im Zentrum der sexuellen Erfahrung. Ganz anders als Erdmenschen nutzen Wasserwesen Partnersex häufig nicht für das Wir, sondern um sich wieder mit sich selbst zu verbinden. Wassersex wird oft erlebt als eine ganzkörperliche Genusserfahrung. Das Gefühl der Auflösung zwischen den Körpern und zwischen innen und außen ist essenziell.

SEXDEFINITION

Der Wasserweg im Sex verlangt von Ihnen, sich von kulturellen Definitionen wirklich zu lösen. Insgesamt ist Wassersex fundamental anders definiert als der Sex unserer Matrix. Die Tatsache, dass wir in dieser Gesellschaft eine einzige Sache als »Sex«, als »Lust« und als »Orgasmus« definieren, ist sehr viel häufiger Ursache für sexuelle Probleme bei Wassermenschen, als dass der Wassermensch tatsächlich sexuelle Schwierigkeiten hätte.

Auch Orgasmen werden als dezentral erlebt, gleich einem Schwarm, den wir nur in seinem Fluten und Tanzen noch erfassen können, nicht in seiner Hierarchie. Ob Orgasmen nun in den Genitalien ausgelöst werden oder woanders? Eine Frage, die für sexuelles Wasser nicht wirklich interessant ist.

Die meisten vorgetäuschten Orgasmen in dieser Welt stammen von Wasser- und Luftmenschen, übrigens auch Männern, und zwar nicht, weil sie nicht orgasmisch seien oder Probleme mit Orgasmen an sich hätten, sondern weil sie in unserem Kultursex keinen Raum dafür finden, ihr inneres orgasmisches Design tatsächlich atmen und leben zu lassen. Solange sie versuchen, ihre Lebensenergie durch die Enge des gesellschaftlichen Normorgasmus zu schleusen, setzen sie sich in einen sexuellen Dauerstress der Erwartungen und entgehen der Spannung dann durch einen vorgetäuschten Höhepunkt.

Wenn ich wassergemäße Definitionen von Sex und Orgasmus schildere oder ausprobieren lasse, fallen Wassermenschen in eine tiefe Erleichterung. Unzählige Schichten von Stress lösen sich auf, wenn sie die Einladung erhalten, jede lustvolle Regung in ihrem Körper als orgasmische Welle zu genießen. Das kann der ganzkörperliche sinnliche Genuss unter der Haut bei einer langen und intensiven Massage sein; das können Lustwellen sein, die beim Tanzen einsetzen und sich mehr und mehr im ganzen Körper ausbreiten; das können aber auch die orgasmischen Empfindungen an Beinen, Armen, Bauch, Rücken, Hals, Ohren, ja überall am Körper sein, wenn ihr Lieblingsmensch sie küsst und berührt. Für Wassermenschen kann alles Sex sein, was sie körperlich wärmt, aktiviert und in Kontakt mit ihren Gefühlen und ihrem Genuss bringt. Für Wassermenschen ist es absurd, Lust herzustellen. Sie wird immer nur wiedergefunden und dann zugelassen.

Ihre Wasserorgasmen

Wasserfrauen kommen zwar oft auch auf herkömmliche Weise zum Orgasmus, aber die wirklich erfüllenden, umwälzenden ekstatischen Räume erleben sie auf anderen Wegen. Hierfür sind das Ambiente, die Umgebung, das Stresslevel und die Verbindung nach innen und außen unendlich viel wichtiger als jede Technik der Welt.

Innerhalb der weiblichen Genitalien können wir die G-Fläche, die Zervix und bei intimer, verbundener vaginaler Penetration auch die gesamte Vagina dem Wasserelement zuordnen. Von diesen Epizentren aus beginnt das ekstatische Seebeben durch den Ozean zu fluten. Die ekstatischen Wellen könnten aber genauso gut ausgelöst werden durch eine sinnliches Liebesbad, einen innigen Tango, eine unendlich lange Ölmassage oder einen intimen Kuss.

Im Zusammenhang mit der G-Fläche haben mir mehrere Wasserfrauen von ihrer Ejakulation erzählt. Zu ejakulieren ist natürlich nicht nur Wasserfrauen vorbehalten oder eigen, aber wenn Wasserfrauen darüber sprechen, stehen oft die emotionale Intensität und die kathartische Entladung der Seele dabei im Vordergrund.

Eine wichtige Zwischenstation für die Sensibilisierung der Genitalien ist für viele Wasserfrauen Slow Sex. Allerdings ist das nicht unbedingt der Sex, der sie in ihre innerste sexuelle Kraft bringt, sondern nur der Schritt heraus aus der Konditionierung der sexuellen Matrix.

Seine Wasserorgasmen

Wassermänner lieben die Berührung am ganzen Körper. Ihre sexuelle Ekstase baut sich durch den ganzen Körper auf, und die Genitalien werden erst nach einer Weile das Zentrum des Geschehens. Für Wassermänner öffnen tantrische Massagen, Prostatamassagen und Beckenbodentraining oft umwälzend neue Horizonte im Sex.

Außerdem haben mir viele Männer beschrieben, wie erogen ihre Brustperlen sind und wie sensibel sie auf Berührungen ihrer Geliebten im Herzbereich reagieren können. Erregung und Ekstase bauen sich in Wellen auf und fallen zwischendurch natürlich wieder ab. Alles, was ein Wassermann für seine sexuelle Ekstase braucht, ist das tiefe Loslassen der sexuellen Matrix.

DIE GESCHENKE DES WASSERS

Wenn wir dem Wasser erlauben zu fließen, dann fließt es über vor Geschenken für unsere sexuelle Kultur. Wassersex tragt die Erotik, die Sinnlichkeit und die magische Atmosphäre zurück in die Welt. Wassersex macht unser Liebesleben ganzheitlich, seelisch, gefühlvoll, tief und heilsam. Solch ein Sex schmilzt unsere Panzer, öffnet unser Herz und lässt uns mit unseren Geliebten verschmelzen.

Wasser verführt uns schöner als alles andere, uns unseren Wunden und Schatten zuzuwenden, es erinnert uns an das weiche Spiel der Körper und an die Mysterien, die den Sex so viel größer machen als unser kleines Ich.

In gewisser Weise *sind* sexuelle Wassermenschen Sex. Sie wirken auf ihre Umgebung häufig magisch attraktiv, wie eine wandelnde Verführung, eben weil die Grenzen und Definitionen von Wassersex so weich und weit und fließend sind.

Dummerweise machen insbesondere Wasserfrauen früh die Erfahrung, dass genau dieser ureigene Sex-Appeal in dieser Welt alles andere als ein Vorteil ist. Im Gegenteil: In unserer gegenwärtigen sexuellen Matrix, einer Welt, die dem Abgrund der Wasserkriege entgegenschlittert, ist es das Ticket für permanente körperliche Unsicherheit und quasi Garant dafür, in sexuellen Settings missverstanden und misstrauisch zu werden.

Wenn Wassermenschen jedoch in ihrer sexuellen Kraft bleiben, dann ist ihre Genussfähigkeit schier grenzenlos. Im Wassersex werden wir sensibel, intuitiv und baden in Verbindung. Die *Essenz* des Elements Wasser ist die *Hingabe*.

WASSER IN DER MATRIX

Wassermenschen sind tief von den Wunden unserer sexuellen Matrix gezeichnet. Einfach nur in diese Außenwelt geboren worden zu sein, einfach nur ausgegossen zu sein in den Raum dieser Kultur bedeutet unweigerlich, den kollektiven Schmutz zu kennen, alle Geheimnisse aus den Winkeln zu spülen, die wir anderen übersehen, und alle Themen unter dem Teppich wieder nach oben zu spülen.

Wassermenschen tragen den Schatten ihrer Gesellschaft nicht nur in sich, sie kennen ihn nicht nur in jeder Zelle ihres Wesens, sie bewegen ihn auch und machen ihn sichtbar. Um es noch ein wenig tragischer zu machen: Das ist für die Außenwelt häufig dann auch wieder nicht richtig. Am Ende des Tages machen wir das Wasser noch für diese Fluten an Schmutz und Müll verantwortlich, statt uns zu fragen, wie wir eine Welt kreieren konnten, die so dermaßen viel Ballast angesammelt hat.

Sich in dieser Welt den Raum für die sexuelle Wasserekstase zurückzuerobern ist ein Meisterwerk. Und eines, das sich sehr lohnt. Ich möchte an der sexuellen Wasseressenz *Hingabe* veranschaulichen, wie das Trauma des Wassermenschen in dieser Welt strukturiert ist.

Wasserfrauen tappen häufig in die Falle, dem romantischen Hollywood-Ideal dieser Kultur zu glauben – sehen sie doch in der soften, aufgelösten Bildsprache vom Kuss zwischen dem Helden und seiner Geliebten einen schwachen Schimmer ihrer Sehnsucht nach Hingabe. Dummerweise ist ihre Hingabeessenz jedoch echtes Empowerment, und Hollywood ist das nicht. So laufen Wasserfrauen oft mit immer mehr Fehlversuchen herum, sich in dieser Welt doch noch erfolgreich anzupassen. Immer funktioniert die Anpassung ein bisschen, ein Stück weit, um dann letzten Endes doch nicht ihrer wilden, freien sexuellen Kraft den Raum zu halten. So wird aus dem Flow von Wasser oft ein bitterer Eisklotz, und Wasserfrauen werden schnippisch, frustriert und unterkühlt.

Wassermänner hingegen prallen gegen die harten Vorschriften linearer Männlichkeit. Sie leiden zutiefst an dem gesamten unbewussten Müll der männlichen Verdrehung, Homophobie, Verachtung, Unkenntnis dessen, wie vielfältig, einzigartig, reich, orgasmisch und mystisch männliche Sexualität eigentlich ist. Der Wassermann wird von der Matrix an der Stelle getroffen, dass seine Sexualität als unmännlich, soft und lächerlich dasteht. Das drängt Wassermänner in eine Ecke von Scham und Selbstzweifel. Das wiederum führt oft zu sogenannten »sexuellen Funktionsstörungen« und einem latenten Dauerstress, wenn es um Sex geht.

Die Wasseressenz der Hingabe ist also fundamental und multipel verdreht, missverstanden und wendet sich gegen das Wasserwesen. Beide Seiten, sowohl die weibliche als auch die männliche, sind zutiefst in der Matrix verstrickt, verwirrt und kompensieren mit Selbsthass, Vorwurf und Schuldgefühlen, also mit Drama statt Fühlen und mit Erkaltung statt Flow. Das gilt insbesondere, wenn Wassermenschen auf die anderen Elemente treffen. Das passiert häufig in dieser Reihenfolge:

Wasser & Feuer

Eine Hassliebe. Nach wirklich keiner Dynamik werde ich häufiger gefragt. Nichts ist verwirrter bezüglich dessen, was männlich sei und was weiblich sei und wie man diese innige Hassliebe entwirren und erlösen könne.

Wie wir schon wissen, entsprechen simple Zuordnungen à la »Feuer ist männlich« und »Wasser ist weiblich« unserer sexuellen Konditionierung und nicht unserer sexuellen Essenz. Die ist – noch einmal – unabhängig von der Form unserer Genitalien. Es gibt Feuerfrauen und Wassermänner ebenso häufig wie es Feuermänner und Wasserfrauen gibt.

Gehen wir dennoch von dem stereotypen Klassiker dieser Matrix aus: Wasserfrau trifft auf Feuermann. Die Story fängt gut an, denn Feuer ist begeistert von der verführerischen Ausstrahlung der Wasserfrau. Der Feuermann wirft sich in das erotische Abenteuer und erlebt die Nacht seines Lebens – eine wilde, freie, glückliche Frau, die Sex liebt und die stundenlang Sex haben kann. Die Wasserfrau hingegen erhofft sich in den starken Armen des Feuers den Raum, in dem sie all ihre Gefühle endlich einmal zulassen und mitteilen kann. Sie hofft auf mehr. Auf mehr Zeit, mehr Heilung und auf mehr Tiefe.

Als er am nächsten Morgen seine Nummer auf einen Zettel schreibt und sagt, man könne sich ja mal melden, ist sie erst fassungslos, dann wütend. Ab jetzt sind alle Männer Schweine und wollen nur das eine. Ab jetzt ist nichts mehr gut genug. Wer mit ihr flirtet, bekommt bissige Kommentare und emotionales Drama.

So schlägt die große Offenheit, die dem Wasser natürlicherweise innewohnt, um in Hass und Verbitterung. Jetzt reagiert die Wasserfrau allergisch auf männliches Interesse. »Wozu brauch ich Typen? Ich kann es mir selbst machen.« So oft habe ich Sätze wie diesen gehört. Und manchmal noch bissig hinterhergeschoben: »Mit meinem angewärmten Kristalldildo.«

Wenn Wasserfrauen in der Matrix bleiben und weiter schlechte Erfahrungen sammeln, speichern sie nach und nach immer mehr Verletzungen. Manche Frauen beschreiben das auch als ein Gefühl von Taubheit, Verkrampfung und Lustlosigkeit in der Vagina.

Der Grund für diese Symptome ist: Der Wassermensch, dringend auf die seelische Verbindung mit sich selbst angewiesen, hat sich übergangen, und nun ist das Nervensystem in Habachtstellung. Für aktuelle Begegnungen ist das natürlich ein Lust- und Beziehungskiller. Das Problem: Die Wasserfrau ist reaktiv statt proaktiv. Sie zieht sich eher beleidigt zurück, als auf ihre Wünsche hinzuweisen, wenn der Partner ihr diese Wünsche nicht von der Stirn abliest.

Wasser & Erde

Jetzt trägt die Wasserfrau eine Menge Narben und körperlich eingespeicherte Zellerinnerungen in sich, und sie achtet darauf, nie wieder die falschen Typen an sich ranzulassen. So trifft sie in ihrer Odyssee häufig auf einen Mann der neuen Sorte, einen Erdmann. Endlich ein mutiges, klares Gegenüber, das nicht einfach vor der Liebe wegläuft. Was für eine Wohltat!

Nein, diese Erde ist präsent, emotional verfügbar und vermittelt ihr: Alles darf sein. Der angestaute Frust, die Trauer, die zurückgehaltene Wut und der seelische und körperliche Schmerz entladen sich, und die Wasserfrau macht die unendlich heilsame Erfahrung, dass sie mitten beim Sex in Tränen ausbrechen darf und dass ihr Partner dableibt. Weil sie so lange und so sehr danach gehungert hat, dreht sich aber schnell alles nur noch um die Wasserfrau. Für die Bedürfnisse der Erde bleibt wenig Raum

Je mehr sich die Dynamik entfaltet, desto weniger ist von der Erde überhaupt noch sichtbar. Alles ist mit Wasser bedeckt. Und ohne die Sichtbarkeit der Erde verliert das Wasser die Richtung und das Gefühl, überhaupt noch ein echtes Gegenüber in dieser Beziehung zu haben. So meldet sich die Sehnsucht nach der »echten Männlichkeit« der Hollywood-Story zurück. Schon wieder reicht es der Wasserfrau nicht.

Wasser & Luft

Im Prinzip endet die sexuelle Odyssee der Wasserfrau in diesem Spiel zwischen Beziehung zu Erdmenschen und riskanten, berauschenden und missglückenden Episoden mit Feuermenschen. Wenn unsere Wasserfrau jedoch nach ihren Männergeschichten endgültig genug hat, landet sie vielleicht mit einem faszinierenden Luftwesen in einem Bett. Immerhin einem Menschen, der sich ebenfalls überrannt fühlt von dieser sexuellen Außenwelt.

Nach dem anfänglichen Zauber, in dem beide ihre Feinheit entdecken und zelebrieren, zerfällt aber die sexuelle Anziehung. Zu vorsichtig, zu achtsam, zu fragil sind diese beiden Wesen, die dieses Mal auf ihre Grenzen achten wollen.

Auf Dauer zu wenig greifbar, bemerkt zuerst das Wasser, dass der Sex nicht mehr wirklich sexy ist – wenn er überhaupt noch vorkommt. Wasser vermisst die Initiative, das heiße, aktive Begehrtwerden von außen, und bekommt das Gefühl: »Ich kann dich nicht richtig spüren.« Ein Statement, welches die Luft überfordert und verwirrt. Und Wasser hat gewiss keine Lust, sich schon wieder um die emotionale Tiefe in einer Beziehung kümmern zu müssen.

Wasser & Wasser

O ja, in One-Night-Stands und Affären können Wassermenschen einander wunderbar in die Ekstase begleiten – vorausgesetzt, mindestens einer von beiden hat den Raum, seine Energie dem Gegenüber uneingeschränkt zu widmen. Aber in längeren Beziehungen kann der Wassersex schnell überschwemmt werden von den emotionalen Themen, Wunden und Untiefen, die an die Oberfläche gespült werden. Ich habe mehrere Paare erlebt, die in genau dieser Wasserfalle steckten: aus einem endlosen emotionalen Klärungsbedarf nicht mehr rauszukommen und nicht mehr wirklich genug festen Boden unter den Füßen aufzubauen, um miteinander Sex zu haben.

In all diesen Fällen ist jedoch Land in Sicht. Wassermenschen können ihre Konditionierung durch die Matrix loswerden, indem sie für ein Setting sorgen, das ihre ureigene Essenz wieder wachküsst. Langsam und genießerisch und ohne jede Eile.

DAS IDEALE SEXUELLE SETTING

Ekstase ist ein Gesamtkunstwerk aller Elemente. Sie ist eine ekstatische Alchemie aller Qualitäten im Tanz miteinander. Wenn Sie ein Wasserwesen sind, dann nutzen Sie die Eigenschaften jedes einzelnen Naturelements, um Ihren eigenen typischen Fallen zu entgehen und um die Medizin, die wir alle füreinander sein können, wieder wachzuküssen.

1. Stürmen Sie in die Begeisterung von Feuer

Bevor Sie Sex haben, achten Sie darauf, sich nicht zu übergehen. Machen Sie ein kurzes Check-in mit sich selbst: Wollen Sie gerade wirklich Sex haben? Ist nicht nur Ihr Kopf, sondern auch Ihr Körper bereit dazu? Sind Sie entspannt und offen, und fühlen Sie sich sicher genug, um sich fallen zu lassen? Wenn ja, dann machen Sie es sich leicht und haben Sie unverfänglichen, unschuldigen, verspielten Spaß! Erlauben Sie Ihrem Sex, wieder unkompliziert und begeistert zu sein. Wenn nicht, dann lassen Sie's mit dem Sex und kommen Sie Ihrer nichtsexuellen Begeisterung auf die Spur. Haben Sie sie gefunden, stellen Sie sich nochmal die Frage: Was will mein Körper jetzt?

2. Tauchen Sie in die Ruhe der Erde

Als Wasserwesen müssen Sie zuerst entspannen, bevor Sie Sex mit Leib und Seele genießen können. Bedeutet: Das wichtigste Vorspiel ist das Vorspiel vor dem Vorspiel.
Schütteln Sie den Alltagsstress ab! Tanzen Sie, singen Sie, baden Sie, wenn Sie mögen. Verwenden Sie etwas Zeit darauf, den Raum perfekt auf Ihre Bedürfnisse abzustimmen, seine Temperatur, seine Musik und sein Licht. Tauchen Sie so in die Ruhe und Gelassenheit der Erde. Von dort aus öffnen sich Ihre magischen Wellen der Ekstase von ganz allein.

3. Fliegen Sie in die Freiheit der Luft

Anstatt sich an Ihren sexuellen Gewohnheiten zu orientieren, bewegen Sie sich Richtung Luft, in den ekstatischen Raum, in dem alle Grenzen unsichtbar werden, in dem alles denkbar, alles möglich und alles offen ist.
Achten Sie auf jede noch so kleine Empfindung von Lust in Ihrem Körper und genießen Sie sie, bis Sie in jedem Detail den Schwarm der Ekstase spüren können. Was alles kann ein Orgasmus sein? Alles! Atmen und bewegen Sie sich mehr und freier und intuitiver, als Sie es sich sonst erlauben. Öffnen Sie jede Pore Ihres Wesens für Ihre innere sexuelle Essenz.

Mit diesen Medizintropfen der anderen Elemente in Sachen Sex: Was verändert sich dadurch für Sie als Wassermensch? Was fühlt sich dadurch anders an als sonst?

Wenn Sie die sexuelle Matrix nicht nur kognitiv begreifen, sondern auch energetisch loslassen möchten, empfehle ich Ihnen meine exklusive Audioreise zum Sexuellen Verlernen. Sie finden diese im Mini-Onlinekurs unter www.ilanstephani.com/elementederekstase, Passwort: schwarm.

SECRET SERVICE

Sie möchten Ihrem Partner den Weg in die Ekstase ebnen? Dann haben Sie immer diese drei Ideen auf dem Nachtkästchen:

Der Begegnungscode

Seien Sie sich dessen bewusst, dass die Wasserdefinition von Sex weit vor dem bereits greift, was unsere kulturelle Matrix unter Sex versteht. Wenn Sie mit einem Wassermenschen tanzen: Erlauben Sie, dass das Wesen in Ihren Armen gerade Sex hat und vielleicht tief in sich selbst tauchen möchte. Schenken Sie dem Wasser alle Richtungen. Lauschen Sie seinen Bewegungen, Strömungen und Richtungen. Folgen Sie. Im Wasserelement haben Sie bereits Sex. Suchen Sie nichts anderes.

Der Berührungscode

Am besten kommen Wassermenschen aus dem Kopf in den Körper, wenn alle ihre Sinne angesprochen werden. Kerzen, ein dezenter Raumduft, eine schöne Hintergrundmusik und, Sie wissen schon, Champagner, Erdbeeren und Schokolade sind wunderbar geeignet, um einen Wassermann in die Ekstase gleiten zu lassen.

Wasser braucht Wärme, Vertrauen, Sicherheit und das Gefühl von ganz viel Raum und Zeit. Beziehen Sie daher unbedingt den ganzen Körper in Ihre Berührungen mit ein. Wenn das Wasserwesen Ihnen gegenüber gestresst ist, beginnen Sie mit einer kräftigen Rückenmassage von oben nach unten, dann massieren Sie die Füße, und schließlich massieren Sie auf der Vorderseite von den Armen zum Herzen und von den Füßen Richtung Becken. Berühren Sie flächig und ruhig, ohne jede Absicht und Eile, sinken Sie in die Faszien und in das Gewebe unter Ihren Händen – ganz so, als sei Ihre Intention, die Seele zu bewegen, die in diesem Körper wohnt.

Berühren Sie zuerst die Außenseiten der Arme und Beine, danach die Innenseiten. Dasselbe Prinzip können Sie nach einer zeitlosen Weile an den Genitalien anwenden. Die Flussform Ihrer Wassermassage verläuft also immer von außen nach innen und von den Extremitäten zur Körpermitte. Diese Berührungen sind auch deshalb so wohltuend für Wassermenschen, weil sie auf das Bindegewebe abzielen. Genau das bringt sie mit ihren Gefühlen in Kontakt.

Wichtig: Berühren Sie Ihren Partner wirklich absichtslos. Seien Sie nicht absichtslos, damit Wasser macht, was Sie wollen. Seien Sie absichtslos, damit Wasser macht, was es will.

Der Orgasmuscode

Das Wasserwesen unter Ihren Händen ist ein Naturtalent für orgasmische Ekstase – so wie jedes andere Element auch, aber das wissen Sie ja schon. Bedeutet: Vergessen Sie, wie man Leute zum Orgasmus bringt. Und vergessen Sie auch noch, was ein Orgasmus überhaupt ist. Machen Sie sich bewusst, dass für sexuelles Wasser ein Orgasmus immer schon da ist, dass Wassermenschen ihn tatsächlich in jedem Moment entdecken können, wenn sie den Raum und die Erlaubnis dafür spüren.

Seien Sie diese Erlaubnis! Nehmen Sie allen Stress und allen Druck aus der Situation. Geben Sie diesem Wesen alle Zeit und allen Raum der Welt, folgen und führen Sie mit jeder Bewegung, jedem Massagestrich, jeder Stimulation und erlauben Sie dem Wassermenschen, tief in sich selbst hineinzutauchen.

Nach einer zeitlosen Weile sind ihre besonders orgasmischen Bereiche die G-Fläche, der tief innere Bereich der Vagina und die Zervix. Er liebt vielleicht die Berührung um die Hoden und entlang aller Seiten seines Penis. Aber beziehen Sie immer wieder den ganzen Körper mit ein. Verteilen Sie die Energie zum Brustraum und zu den Beinen hin. Wenn ein Wassermensch plötzlich in wildes Lachen ausbricht oder in Tränen, ist das einfach ein ekstatischer Lachgasmus oder Weingasmus.

Und vielleicht ist Slow Sex ein wundervolles Setting für Sie. Probieren Sie es aus!

Sexy Spickzettel

Das sexuelle Wasser ist hochbegabt in Sachen Genuss. Wenn wir ihm seine natürliche Flussform erlauben, trägt es den Sex in einen zeitlosen Raum der Hingabe und Verschmelzung.

Die Geschenke

Hingabe, Sinnlichkeit, die Verbindung von Sex und Gefühlen schenkt unserem Liebesleben Heilung und Tiefe.

Wasser in der Matrix

Wasser zischt und verdampft (Wasser mit Feuer)
Wasser überschwemmt Erde (Wasser mit Erde)
Wasser verlässt Luft (Wasser mit Luft)
Drama-Loops, richtungsloses emotionales Fluten (Wasser mit Wasser)

Das ideale sexuelle Setting

Die Begeisterung von Feuer
Die Ruhe der Erde
Die Freiheit der Luft

Secret Service

Der Begegnungscode: Alles ist Sex.
Der Berührungscode: ganzkörperliche und seelische Sinnlichkeit
Der Orgasmuscode: Die Wellen der Ekstase sind immer schon da.

LUFT

DER JUBELRUF DER FREIHEIT

Luft ist das freieste der vier Elemente. Die Luft kann sich allem entziehen und alle Elemente übersteigen. Noch unendlich weit oben, oberhalb der höchsten Wolken und Berge, zieht Luft in die Atmosphäre und strömt in kalten Sphären um die Erde. O ja, Luft kennt die Freiheit, und Luft kennt die Einsamkeit. Die Luft führt ein großes, erhebendes, unsichtbares und mächtiges Eigenleben.

Ohne Luft leben wir keine zehn Minuten lang. Ohne Luft kein Pollenflug, keine Bestäubung und kein Pflanzenleben auf der Erde. Ohne Luft wird kein Feuer genährt und es gibt keine Wärme. Ohne Luft keine fruchtbare Erde, weil das Wasser seinen Kreislauf aus fließen, verdunsten, aufsteigen und regnen nicht machen könnte.

Mit ihrer ätherischen Qualität, überall zu sein und auf allen Ebenen gleichzeitig, ist Luft das Austauschelement schlechthin. Luft verbindet die Innen- und Außenwelt und trägt ständig Informationen und Eindrücke durch den Raum. Sie ist das Kommunikationsfeld für alle anderen Elemente.

Unsere fünf Sinne sind diesem Element zugeordnet, und als Körperstruktur unsere Haut, die Haare, Stimmbänder und Energiekörper, das Kopfgehirn und die Augen.

Die Qualitäten, die gesunde, klare Luft uns schenken kann, sind offensichtlich: mentale Klarheit, Präsenz, Durchblick, Transparenz und Kommunikation. Aber so glasklar sieht es nur noch selten aus. Über den Großstädten hängt die Luft, Menschen husten im Smog und außerhalb der Ballungsräume werden ganze Landstriche von Hurrikans und Tornados zerstört.

Ob wir nun den Mikrokosmos eines Menschen, unser Miteinander oder die globale Luftverschmutzung betrachten, spielt keine Rolle: Wenn die Luft stickig wird, ballen sich die unausgesprochenen Themen zusammen und vergiften die Atmosphäre. Wir Menschen werden dumm, antriebslos, taub und stumpf.

Luft ist zwar in der westlichen Welt überdominant, aber in ihrem Wesen dennoch fundamental missverstanden, übrigens ebenso wie Feuer. So mögen wir uns zwar in einer Leistungsgesellschaft befinden, die geistige Qualitäten betont, von unserem tatsächlichen Potenzial sind wir aber nur umso weiter entfernt. Luft steckt tief in der kulturellen und sexuellen Matrix. Höchste Zeit, sie zu befreien!

DER SEXUELLE LUFTMENSCH

Niemand hat so mühelos Zugang zu Ekstase wie Luftmenschen – und niemand weiß es so wenig wie sie. Ja, wir bringen es mit der sexuellen Matrix fertig, dass Luftmenschen daran zweifeln, überhaupt eine Libido zu haben. Manche stellen sich gleich als asexuell vor, um nur ja nicht ins Kreuzfeuer der Erwartungen zu kommen. Anders formuliert: Für Luftmenschen fühlt sich diese Kultur so grundunsicher an, dass ihr Nervensystem abschaltet, sobald es um Sex geht. Ob der Partner sexuelles Verlangen zeigt oder ob »nur« über Sex geredet wird: Luftmenschen fühlen sich selten angesprochen. Manchmal geht das so weit, dass Luftmenschen beim Thema Sex das Gespür für sich selbst verlieren. Woran liegt das?

Natürlich bekommen Luftmenschen keine andere sexuelle Matrix zu spüren als irgendein anderes Element der Ekstase auch. Aber Luft verkörpert sexuelle Hochsensibilität, sodass derselbe Input mit doppelter und dreifacher Wucht auf das Nervensystem trifft. Luftmenschen nehmen all die Grobheiten, all die unbewussten, beschämten und traumatisierten Ebenen unserer Matrix nicht nur wahr, sie spüren sie direkt als körperliche Gewalt.

Wenn es dem Biolehrer peinlich ist, über Sex zu sprechen, spüren Luftmenschen das sofort in ihrem Körper. Sie erleben den körper- und sexfeindlichen Touch überholter Begriffe wie »Schamlippen« unter ihrer eigenen Haut. Und nein, sie können die Brutalität von Ausdrücken wie »ficken«, »bumsen« oder »flachlegen« nicht einfach ausblenden. Die Wolken der Assoziation, die dunkle Geschichte unserer kollektiven sexuellen Vergangenheit, all die Normen, Vorgaben und Rollenmuster bezüglich »männlich«, »weiblich« und so weiter – all diese Aspekte, durch die die anderen Elemente vielleicht noch hindurchsegeln können, sind für Luftmenschen oft die sexuellen K.-o.-Tropfen.

Schon eine rohe gynäkologische Untersuchung reicht aus, um das Nervensystem einer Luftfrau in Bezug auf Sex nachhaltig zu verkrampfen. Wohlgemerkt: Unsanfte gynäkologische Behandlungen speichern sich in jedem Körper negativ ein. Aber Luftfrauen schleppen diese Prägung viel eher direkt in den sexuellen Raum als beispielsweise eine Erdfrau, die einfach nur wütend die Tür zur Arztpraxis hinter sich zumacht.

Die Ladung des traumainduzierten Stresses ist für Luftmenschen nicht nur themenübergreifend, bis das Arztzimmer das Schlafzimmer erreicht hat, sondern überwindet auch Zeit und Raum. Die eigene Vergangenheit sowie transgenerationale Traumata sind für Luftwesen im Alltag real präsent. Was für einen Feuermann keine Rolle spielen muss, etwa wie es seinem Vater beim Sex ging, drängt sich im Erleben des Luftmannes regelrecht auf, wenn seine Freundin ihm die Kleider vom Leib reißen will.

Weil sexuelle Luftmenschen ungefiltert alles wahrnehmen, was energetisch, emotional, kommunikativ und im Verhalten ihrer Mitmenschen rund um Sex mitschwingt, sind sie einer permanenten Flut an Stressfaktoren ausgesetzt. Für Luftmenschen, analog zu Wassermenschen, ist Entstressung die essenzielle Voraussetzung dafür, dass sie überhaupt Lust auf Sex haben können. Von wirklich ekstatischem Sex sind wir da noch weit entfernt. Ist es also ein Wunder, dass Luftmenschen in dieser Welt eher zum Schluss kommen, sie seien asexuell, als dass sie sich die Erinnerung an ihr ekstatisches Naturtalent bewahren können?

Luftmenschen finden ihren Zugang zur Ekstase oft rein zufällig und häufig in einem sexfreien Kontext, den sie dann erst später auf Sex zu übertragen lernen. Das liegt daran, dass oft nur ein sexfreier Raum das Maß an Sicherheit und Entstressung bereitstellen kann, das nach so viel Bombardement mit Sexterror nötig geworden ist.

Mit dem Ekstasecode der Sicherheit im Erleben hebt die Luft jedoch leichter ab als alle anderen Elemente. Auf einmal haben sie beim Tanzen einen energetischen Ganzkörperorgasmus. Sie wollten nur eine Meditation für ihren Brustkorb machen und bekommen tiefe Herzorgasmen. Sie singen und haben mitten auf der Bühne sexuelle Höhenflüge. Oder ihr Körper fängt nach dem Yoga an zu leuchten, sie spüren alle Chakren offen und baden in Zuständen tiefer, ekstatischer Heilung. Wenn Luftmenschen sich von den einengenden Normen der Matrix befreien, werden sie zum ekstatischen Multitalent und verkörpern die ultimative sexuelle Freiheit.

Wir müssen die Luftverschmutzung dieser Welt rückgängig machen, wollen wir die Geschenke der Luft wieder für den ekstatischen Tanz unserer sexuellen Kultur zurückgewinnen. Wenn die sexuellen Geschenke der Luft wieder im Spiel sind, gewinnen wir alle eine Menge. Die Luft brennt eigentlich vor Sex. Ich erinnere mich an eine Retreatteilnehmerin, die sich das mit ihrem Luftsex echt zu Herzen nahm und prompt beim Schokoladencroissant am Frühstückstisch zum Orgasmus kam. Wie sie uns davon erzählte, war so erotisch, dass die Luft davon knisterte.

Luftmenschen sind unglaublich schnell und präsent, wenn es darum geht, Blicke aufzufangen und Momente der Erotik zu kreieren, die kürzer sind als ein Wimpernschlag. Sie haben weniger die verführerische Ausstrahlung des Wassers als mehr die funkelnde, vibrierende, fast virile Präsenz von Sex. Sie sind extrem gut im Flirten und diese Flirts sind für sie häufig vollständige sexuelle Erfahrungen. Nein, das ist kein »Locken und Blocken«, auch wenn es unzählige Male so gelesen wird. Es ist die vollständige Luftwelt der sexuellen Funkenflüge.

Noch ein Unterschied zu wachgeküssten Wassermenschen: Luftmenschen strahlen häufig eher »Sex an sich« aus, eine autonome sexuelle Identität, während die erotische Aura von Wasser eher die Begegnung, das Du, den Kontakt kreiert. Luft leuchtet vor sich hin, Wasser spiegelt und lockt und zieht in seinen Bann.

Sobald Luftmenschen keine Angst mehr vor dem Thema Sex haben, finden sie zu ihrer Essenz zurück, baden im erotischen Glück und beflügeln die Fantasien aller. Sie werden zu Meisterinnen im Flirten und entwickeln eine innig kultivierte, erstaunliche sexuelle Flexibilität.

SEXDEFINITION

Luftsex, das unsichtbarste und freieste Feld der Welt, organisiert sich um drei Begriffe herum: Bewusstheit, Feinstofflichkeit und Transzendenz.

Bewusstheit: Dem Luftelement ist die gesamte Kraft des Geistes zugeordnet. Luftmenschen können ihre sexuelle Energie direkt bewegen, allein durch Konzentration. Während der Rest der Welt immer noch glauben mag, dass man Lust durch Stimulation auslöst, versetzt Luft mit der Kraft seiner Präsenz ganze Berge.

Luftsex bringt all die unbewussten Anteile unserer Matrix wieder an die Oberfläche: Luft beleuchtet die Doppelmoral, Luft enttarnt die Lügen und Halbwahrheiten, Luft besteht auf glasklarem Raum.

Feinstofflichkeit: Luftsex ist feinstofflich. Wann eine Situation sexuell ist, das entscheidet sich nicht daran, was ein oder mehrere Körper machen, sondern daran, was energetisch erlebt wird. Bekleidet kann Luftsex ebenso ekstatisch oder noch ekstatischer sein als nackt. Luftsex braucht keine Berührung an der Haut, er bezieht nicht unbedingt die Genitalien mit ein, sondern ist eine energetische Dynamik der Selbstorganisation, wenn zwei oder mehr Energiesysteme sich begegnen: Ich widme mich mir mit meiner ganzen Aufmerksamkeit, ich widme mich meiner Partnerin, ich töne in meine Gebärmutter oder interagiere mit der Göttin persönlich.

Es geht beim Luftsex eher um das Kultivieren einer energetischen Verbindung durch Präsenz, Aufmerksamkeit und Bewusstheit. Luftmenschen geht es primär nicht um den Sex an sich, sondern um die transformierende, heilende Kraft der sexuellen Energie.

Wenn Luftmenschen die Ekstase finden, haben sie auch mit Sex kein Problem mehr. Sex, so wie wir ihn kennen, mit Berührung, Streicheln, Küssen und mit Stimulation, ganzkörperlich oder genital, wird dann zu einer Spielart unter tausend.

Transzendenz: Für Luftmenschen sind sexuelle Räume häufig das Tor in erhebende transzendente Erfahrungen. Das geht so weit, dass sie zum Teil gar keine andere Motivation für Sex mehr sehen als dieses überpersönliche Sichverbinden mit dem mystischen großen Ganzen. Partnersex geschieht dann nicht mehr für das Wir und auch nicht mehr wirklich in einem privaten Kontext, sondern in einer überpersönlichen, fast klinischen Alchemie der Energie. Wie ein tantrisches Labor, nur ohne Räucherstäbchen.

Luftorgasmen

Normalerweise beschreiben wir Orgasmus als eine Kanalisierung und Zuspitzung von Energie auf einen Punkt. Spannung baut sich auf, Zeit und Raum bündeln sich und es kommt zum ... ja genau, zum »Höhepunkt«.

Merkformel: Luftorgasmen sind genau das Gegenteil davon. Sie entstehen, wenn der Fokus diffundiert und das Erleben dezentral wird, wenn das Körpererleben körperlos werden darf, wenn Empfinden raumlos ist und wenn es das Körperliche transzendiert.

Was ist schon ein »Höhepunkt« für Luft? Luftorgasmen sind eher Höhenflüge als Höhepunkte. Luftwesen geht es nicht um den Punkt, es geht ihnen um das Auflösen des Punktes, um die körperliche Verschiebung des Bewusstseins in den Raum des Unpersönlichen, der Mystik und der Transzendenz.

Luftorgasmen können extreme geistige Klarheit, spirituelle Öffnungen und ekstatische Durchbrüche mit sich bringen. Wenn Luftmenschen dieses orgasmische Design ihrer Essenz wieder erleben lernen, brechen sie aus den Fängen der sexuellen Matrix aus.

Wollen Luftmenschen ihre Orgasmen beschreiben, nutzen sie oft sphärische Begriffe. »Es funkelt überall«, sagt die Luftfrau. »Es ist, als ob sich innen der Raum umstülpt, wie eine Explosion raus aus dem Körper. Und dann dieses Versinken auf die dunkle Seite des Mondes.« Luftmenschen schildern diese Zustände oft als ein Gleichzeitig von innen und außen, als ein vollkommen reales, doch ungreifbares Geschehen und Geschehenlassen. »Wie wenn Energie einfach durch mich durchbraust, und ich hab keine Ahnung mehr, was passiert oder warum, die ganze Welt löst sich auf.«

Natürlich können wir versuchen, für Luftorgasmen alle möglichen Begriffe einzuführen. Ein Begriff, der sich als Sammelbegriff vorsichtig etabliert, ist »Energieorgasmus«, und der wiederum unterteilt sich dann in weitere Sammelbegriffe wie Atemorgasmus, Chakraorgasmus, Hautorgasmus, Stimmorgasmus und so weiter. Sie sehen schon, ein weites Feld.

Ich schlage eher vor, an der Stelle der Luft die Kategorien ganz und gar wegzulassen. Denn Luftorgasmen sprengen so sehr unsere Vorstellung von Orgasmus überhaupt, dass es präziser ist, ihnen keinen neuen Stempel aufzudrücken. Orgasmen im Element Luft sind einfach die unerschöpfliche Vielzahl spontaner eleganter Selbstorganisationen von Lebensenergie. Sie sind freie, spontane Momente der Ekstase.

Tatsächlich brauchen Luftmenschen für umwerfend tiefe Orgasmen häufig nichts anderes als dieses neue Wissen um Orgasmen, die ihnen wirklich entsprechen: dass Orgasmen in jedem Moment auftauchen können und wollen, sobald wir unserer Energie gestatten, sich spontan und ekstatisch selbst zu organisieren. Das Einzige, was Luftorgasmen also im Weg steht, ist die Idee, Orgasmen würden gemacht statt zugelassen, sie seien anstrengend statt liebevoll. Die Aversion gegenüber dem Wort »Orgasmus« erklärt sich dadurch, dass die Orgasmen unserer Kultur per Definition durch Druckaufbau entstehen, was Luft sofort entweichen lässt.

Luftmenschen können nicht im Greifbaren bleiben, um ihrer selbst habhaft zu werden. Sie müssen in die Leere, um in die Fülle zu kommen. Damit Luftmenschen auf der Erde landen können, müssen sie weg von der Erde dürfen – um dann wieder und wirklicher denn je auf die Erde zu kommen. Das ist ihre Befreiung aus der Matrix. Ihre sexuelle Wiedergeburt. Ihr Weg in ihre sexuelle Kraft.

Ihre Orgasmen

Lassen Sie uns kurz die typischen Luftsymptome skizzieren, die neben einfacher Unlust auf Sex auftauchen können, wenn Luftmenschen in der Matrix gefangen bleiben. Am häufigsten sicherlich taucht das Symptom der gespielten Orgasmen auf, ganz ähnlich zu den Motiven der Wassermenschen. Während Wassermenschen darauf aber meist mit Wut reagieren, weil sie sich zu vorgetäuschten Orgasmen genötigt fühlen, reagiert Luft darauf am häufigsten mit Scham und sucht den Fehler bei sich.

Ich bin übrigens nicht dafür, sich vorgetäuschte Orgasmen abzugewöhnen. Ich bin dafür, sich sexuelle Ekstase anzugewöhnen. Der Rest entspannt sich dann von ganz allein.

Zwischen den orgasmischen Erfahrungen von Luftfrauen und Luftmännern gibt es kaum Unterschiede. Eine besondere Rolle kann bei Luftfrauen allerdings ihre Gebärmutter spielen. Dieses weibliche Organ verbindet uns durch alle Zeitalter und über alle Ländergrenzen hinweg mit der gesamten Menschheit – und diese Verwobenheit energetisch zu spüren ist ein typisches Luftthema.

Im Idealfall ist die Gebärmutter einer Luftfrau ein sexuelles Organ der Heilung, der intuitiven Erkenntnisse, der inneren Bilder und mystischen Visionen. Tatsächlich haben mir Frauen auch schon von Erinnerungen an frühere Leben erzählt, die im Zusammenhang mit subtilen sexuellen Luftmeditationen in ihnen auftauchten.

Da sich unsere sexuelle Matrix hauptsächlich aus transgenerationalem und kollektivem sexuellem Trauma zusammensetzt, sind alle negativen Prägungen potenziell spürbar und belasten die freie sexuelle Essenz aller Elemente der Ekstase. Typische Symptome, die oft durch feinstoffliche Heilungsübungen nachlassen, sind Schmerzen beim Sex oder Taubheit.

Eine der schönsten und kraftvollsten Geschichten, die ich in diesem Zusammenhang gehört habe, ist die einer Luftfrau, die in einem Retreat berichtete, wie sie ihre Myome selbst geheilt hat. Sie hatte bereits einen Operationstermin, weil sie die Schmerzen durch die immer weiter wachsenden Wucherungen nicht mehr aushalten konnte, und willigte schließlich ein, ihre Gebärmutter entfernen zu lassen. Kurz davor verbrachte sie mit vier alten Schulfreundinnen ein gemeinsames Frauenwochenende in einem Hotel. Und irgendwie gerieten diese Frauen in eine gemeinsame Lachorgie.

»Ich sag's euch, wir haben geschrien vor Lachen. Es nahm kein Ende, wir waren außer Rand und Band, und das die ganze Nacht. Die anderen Gäste guckten uns an, als hätten wir Drogen genommen. Ich bin fast ausgeflippt vor Glück.«

Bei der Ultraschalluntersuchung eine Woche später, direkt vor der Operation, stellte ihre Frauenärztin ungläubig fest, dass alle Myome verschwunden waren. Ja, das ist die einzige sexuelle Wunderheilung, von der ich bisher gehört habe. Aber zufällig passierte sie einer Luftfrau. Und Lachen und Freude gehören zu den größten Talenten von Luftmenschen.

Seine Orgasmen

Luftmänner leiden ähnlich wie Luftfrauen erst einmal an der Idee, nicht sexuell, nicht männlich, nicht potent genug zu sein. Ein sexueller innerer Stress, der natürlich sein Übriges tut, um Sex nicht wirklich attraktiv zu machen.

Häufig brauchen Luftmänner nur diesen geistigen Aha-Moment: dass die Matrix sich irrt und dass mit ihnen selbst alles in bester Ordnung ist. Wenn Luftmänner verstehen, dass das Klischee der männlichen Feuersexualität keine geeignete Schablone für ihr Sexleben ist, und wenn sie daraufhin beginnen, ihren Körper und ihre Sexualität luftgerecht zu erforschen, flippen sie regelmäßig aus vor Begeisterung, was alles sexuell möglich ist. Sie überschlagen sich vor Freude über Atemorgasmen, Energieorgasmen, subtile Chakraorgasmen und Kussorgasmen.

»Äh, und kannst du bitte sagen, was du dafür gemacht hast?«, fragten die anderen Männer in meinem Männerretreat. »Ich habe die Hand über meinen Schwanz gehalten. So fünf Minuten lang, geatmet und reingespürt«, sagte einer der Teilnehmer. Sein Nachbar, ebenfalls ein glückliches Luftgeschöpf, sagte nach einer simplen Wahrnehmungsübung zu den Reflexzonen des Penis für die Drüsen im Gehirn: »Oh. Ich hatte gerade einen Lichtorgasmus im Kopf.«

Auch Ejakulationen von Orgasmen zu entkoppeln und nicht mehr zu ejakulieren, ist eine Forschungsreise, die Luftmänner sehr lieben und beneidenswert schnell meistern. Wenn Männer den Fuß von der kollektiven sexuellen Bremse nehmen, neigen sie dazu, Raketenstarts zu werden.

DIE GESCHENKE DER LUFTMENSCHEN

Sexuelle Luftmenschen sind wandelnde Medizintropfen für unsere sexuelle Kultur. Sie bringen eine immense Bewusstheit, Präsenz und große Selbstverantwortung zurück in die Sexualität. Wenn sie ihre sexuelle Kraft wiedergefunden haben, sind sie Meisterinnen der Kommunikation, die mutig auch die tiefsten Themen ansprechen und die Auseinandersetzung mit heiklen und intimen Problemen nicht scheuen.

Es ist, als würde in ihnen immer der ganze weite Raum des Kosmos spielen. Für sie ist Sex so wie alles andere eine unerschöpfliche Spielweise der Neugierde und der Möglichkeiten. Wenn ich in meinen Retreats darüber spreche, wie wir mit unserer sexuellen Energie kreativ umgehen können, heben die Luftmenschen ab vor Freude, während die Feuermenschen heimlich hoffen, man käme noch mal zur Sache. Luftwesen vibrieren in ihrer sexuellen Kraft bei Sexritualen mit der Sonne, Mondmeditationen für ihre Hormone, feinstofflichen inneren Reisen, Sex-Magic-Übungen für mehr Geld und bei telepathischen Verbindungen mit ihrer Fernbeziehung.

Der Sex mit Luftmenschen ist für die anderen Elemente der Ekstase eine grenzerweiternde Erfahrung. Für sexuelle Luft ist weniger oft mehr. Ich habe viele Partner von Luftmenschen gehört, die anfangs gar nicht glauben konnten, wie sehr extrem wenig Input, nur gehauchte Berührungen zusammen mit voller Präsenz, zu atemberaubend realen sexuellen Erfahrungen führen kann. Wenn Luftmenschen in ihrer Kraft sind, sind sie unendlich frei beweglich im sexuellen Raum, und sie sind unendlich neugierig.

Sobald sie ihren »Kulturschaden« der Minderwertigkeit geheilt haben, wird das Sexleben mit ihnen gewiss nicht einschlafen. Ihr Forschen und Spüren ist immer in Bewegung, in jeder Phase ihrer Beziehung. Sie sind der ewige frische Wind in einem vertrauten, tiefen Liebesleben, ein dauernder Strom des Lebendigen, der auch nach der Verliebtheitsphase nicht endet.

Grenzenlose geistige Freiheit, Neugier, Offenheit, Bewusstheit und der Drang, den Status quo zu hinterfragen: Luftmenschen sind mit Qualitäten gesegnet, die nicht nur ihren Sexpartnern zugutekommen, sondern uns allen. Es sind die Geschenke der Luft, die den Sex aus der Matrix befreien und eine ekstatische Revolution einläuten können!

Körperlich, bis in ihre Zellen, spüren sie die sexuell-strukturelle Gewalt ihrer Umgebung, und sie spüren auch, was es braucht, um eine traumafreie Kultur zu entwickeln. Indem sie selbst den Weg gehen müssen, ihre eigene Sexualität weit abseits der Normen und Vorgaben zu entfalten, verkörpern sie diesen kollektiven Prozess oft bereits in ihrem eigenen Leben.

Luft liebt die Klarheit von Wissenschaft, durchbricht sie aber auch. Ihre spirituellen Öffnungen machen in ihr den Raum auf für das Übersinnliche und Paranormale. Früher oder später beschäftigen sich Luftmenschen zwangsläufig mit der mystischen Ebene von Sexualität.

Luft in der Matrix

Die Gewalt, die Luftmenschen in dieser Kultur rund um Sexualität spüren, führt häufig zu einer flächendeckenden Dissoziation. Das betrifft entweder konkrete sexuelle Interaktionen oder alle Settings, in denen auch nur die Sprache auf das Thema Sex kommt. Das luftsensible Nervensystem wechselt unter der Flut der unausgesprochenen und unbewussten Ebenen, die in jedem Gespräch über Sex mitschwingen, in einen Modus, den wir als »Shutdown« bezeichnen können; der Körper und das Erleben werden mehr oder weniger taub.

Wenn wir bedenken, dass die Summe der Scham-, Gewalt- und Doppelbotschaften sonst tatsächlich überwältigen würden, dann ist der Shutdown eine sehr effektive Überlebensstrategie und ein wirksamer Schutz vor der Brutalität und Undifferenziertheit der Sprache und der Herangehensweise an Sex in dieser Kultur.

Eine weitere typische Überlebensstrategie von Luftmenschen sind die sogenannten »sexuellen Probleme«. Die Mehrheit aller Luftmenschen, die ich dazu gehört habe, kannten Schmerzen beim Sex, Spannungen in der Vagina oder im Beckenboden, sie kannten es, sich asexuell zu fühlen, und Luftmänner beschrieben enorme Selbstzweifel und einen inneren Terror rund um ihre Erektion.

Ich setze das Wort »sexuelle Probleme« ganz bewusst in Anführungszeichen, denn tatsächlich gibt es keine sexuellen Probleme. Was wir als solche bezeichnen, sind viel eher körperliche Lösungsschritte als Dinge, die uns hindern würden. Die »sexuellen Probleme« von Luftmenschen sind eigentlich ein Segen. Sie sind eindeutige Signale des Nervensystems, das schreit: »Das hier funktioniert für mich nicht!« Sexuelle Luftmenschen spüren häufig ganz genau, dass die sexuelle Matrix dieser Kultur ihrem Innersten nicht entspricht, sie trauen sich aber selten, dem wirklich nachzugehen und sich radikal auf die Suche zu machen.

In ihrer Hochbegabung, sich den versteckten Botschaften und Erwartungen der Welt anzupassen, verkehrt sich ihr Supertalent der Wahrheit ins Gegenteil, und sie versuchen, es anderen – und nur noch den anderen – in Sachen Sex recht zu machen. Dadurch bringen gerade Luftmenschen es eine Weile lang fertig, die Illusion eines perfekten Sexpartners aufrechtzuerhalten. Das Ganze ist aber ein extrem dünnes Spiel, das schnell zusammenfällt.

Denn das ist der dunkle Schatten der Luft: Sie wirft keinen Schatten. Sie muss sich nicht einmal unsichtbar machen, sie ist es schon. Was für ein leichtes Spiel, sich selbst zu übersehen und zu verleugnen! Je tiefer sich Luftmenschen in der sexuellen Matrix verstrickt haben, desto tiefer glauben sie daran, mit ihnen stimme etwas nicht und sie seien sexuelle Mangelwesen, zu wenig von allem, wenn überhaupt etwas. Für diejenigen von Ihnen, die das genau wissen wollen, folgt hier unser unerotisches Drama in vier Akten.

Luft & Luft

Treffen sich zwei Luftwesen, muss zuerst einmal das Luftwunder geschehen, dass die beiden sich überhaupt als sexuelle Wesen wahrnehmen. Das kommt nicht häufig vor, aber sagen wir, es passiert. Sagen wir sogar, die beiden begegnen einander zutiefst. Sie werden körperlich, intim und real miteinander. Nun ist dieses Setting erst mal von sexuellem Glück gesegnet: zwei zarte Geschöpfe, die einander gut nachfühlen können, die wissen, dass man sich überwältigt fühlen kann von sexuellen Normen, und die im Sex nun achtsam und wach neue Richtungen suchen.

Wenn die beiden dranbleiben, wird alles gut. Aber allzu häufig schläft der Sex der beiden ein. Zu viel Erschöpfung und Stress hängt im Raum zwischen ihnen, sie bringen zu wenig Initiative und Mut auf, um sexuelles Neuland zu betreten. Schließlich will keiner der beiden jemals übergriffig sein oder auch nur im Entferntesten Druck ausüben. Dadurch sind Luftbeziehungen häufig nach einer Weile platonische Freundschaften, oder treue, liebevolle, tiefe Ehen und feste Beziehungen, mit einem wunderbaren Dream-Team als Paar, dem der Sex nicht fehlt, das aber eben, am Ende des Tages, auch tatsächlich keinen Sex mehr hat.

Luft & Erde

Es könnte ja soooo gut laufen: Der Luftmensch bringt frischen Wind in die Begegnung, und Erde bringt das Luftwesen sanft auf den Boden, wenn dieses vergisst, dass Sex auch im Körper stattfinden kann. Innerhalb der Matrix steht die Begegnung von Luft und Erde jedoch oft auf einem fragilen, porösen Fundament. Denn der Luftmensch verträgt keinen Druck, also lässt die Erde Raum. Viel Raum. Und viel Zeit. Luft genießt den Freiraum und atmet auf. Endlich mal kein Pflichtsex in einer Beziehung, endlich mal kein Dauerstress durch die Erwartungen anderer. Endlich Ruhe.

Wenn diese Ruhe verdächtig still geworden ist, ist es oft schon zu spät. Jahrelang hat die Erde sich zurückgehalten, und nun fehlt beiden die Übung und die Ahnung, wie man diese Schieflage wieder ausgleichen könnte. Eines Tages steht der Erdmensch dann doch vor der Tür und fragt: »Du, wo ist eigentlich mal Zeit für mich? Oder wenigstens für uns, statt nur für dich?«

So hat das Luftwesen – an sich die Unaufdringlichkeit in Person – doch viel zu viel Erde abgetragen, und das, ohne es zu bemerken.

Luft & Wasser

Diese Konstellation beginnt häufig ganz wundervoll, Wasser und Luft sind verzaubert voneinander. Beide kennen es nur zu gut, sich unter Druck gesetzt zu fühlen, und beide wollen diesen Fehler gewiss nicht wiederholen. Sie achten aufeinander, sie kommunizieren aufrichtig und sie tauchen ihr Sexleben in einen weichen, sensiblen Raum voller Spüren und Ausatmen.

Allerdings bringen beide, Luft und Wasser, wenig Toleranz für sexuelle Bedürfnisse mit, die nicht zu ihren eigenen passen. Zu sehr haben beide darunter gelitten, sich beim Sex nicht gesehen zu fühlen. Wenn sich hier keine Schnittmengen ergeben, scheitert die Begegnung. Die Feinwahrnehmungen des Luftmenschen machen das Wasser nach einer Weile nervös, und wie sich der Wassermensch auch Mühe gibt, es ist nie wirklich ruhig und entspannt mit dem Luftmenschen. »Hier ist es etwas zu fest. Hier bitte weniger anfassen, oder anders.« Luft kommuniziert nur das, was seiner Wahrheit entspricht, aber Wasser kommt so nicht in die Tiefe und Stille, die es braucht für seine Hingabe.

Fazit: Ihr Sexleben hat keinen echten Halt, weil auch Wasser ihn bräuchte, bevor es ihn geben kann. Wie endet die Story? Wasser verlässt Luft, weint sich über die Trennung aus und regnet zur Erde.

Luft & Feuer

Wenn diese beiden Geschöpfe sich finden, sprühen die Lichtfunken! Mit seiner phosphorklaren, brillanten sexuellen Ausstrahlung lässt die Luft das Feuer hell auflodern. Luft macht aus einem Streichholz ein helles Strahlen, wenn es sein Talent zum Flirten durchblitzen lässt.

Mal wieder: Luft und Feuer sind außerhalb der Matrix ein ekstatisches Dream-Team. Innerhalb der Matrix jedoch rauschen sie erfolgreich aneinander vorbei. Sie flirten quer durch den Raum, und für unser Luftwesen ist dieser Flirt schon der sexuelle Raum. Luft ist so schon in seiner Ekstase, während für Feuer der Sex noch gar nicht angefangen hat. Das heißt, Feuer wird immer heißer, kommt immer näher, nimmt immer mehr Raum ein und bewegt sich zielgerichtet auf das Luftwesen zu. Unnötig zu erwähnen, dass es bei dieser Diskrepanz der Empfindungen – Luft ist satt, Feuer wird immer hungriger – nicht lange dauert, bis die Fetzen fliegen.

Das Drama endet so schnell, wie es begonnen hat: Luft täuscht einen Hustenanfall vor (oder einen Orgasmus) und schleppt sich mit einer Rauchvergiftung vom Platz.

All diese Szenarien lassen sich vermeiden, wenn Luftwesen die Schichten der Matrix abstreifen. Einen konkreten Weg dazu bietet das ideale sexuelle Setting.

DAS IDEALE SEXUELLE SETTING

Ekstase ist ein Gesamtkunstwerk aller Elemente. Sie ist die Alchemie aller Qualitäten im Tanz miteinander. Wenn Sie ein Luftwesen sind, dann ist Ihre Lernaufgabe, die Eigenschaften jedes anderen Naturelements zu nutzen, um Ihren eigenen typischen Fallen zu entgehen und um die Medizin, die wir alle füreinander sein können, wieder wachzuküssen.

1. Erden Sie sich – Richtung Erde

Sie kennen es sicher: Ihr großes sexuelles Talent, die himmelweite geistige Freiheit, wird beim Thema Sex zu einem Gedankenkarussell. Um allerdings in die Stimmung zu kommen, in der Sex eine begehrenswerte Angelegenheit wird, müssen Sie Ihre Energie unterhalb von Ihrem Kopfgehirn beschäftigen. Wie machen Sie das? Indem Sie so körperlich werden, wie Sie nur können.

Zwei Maßnahmen. Erstens: Tanzen Sie, als seien Sie groß und wild und gefährlich! Bewegen Sie sich im ganzen Körper. Ja, vor dem Sex! Bis Sie außer Atem sind und Ihre Alltagsgedanken verblüfft ausgesetzt haben. Zweitens: Nutzen Sie Ihren smarten Kopf, um alle körperlichen Empfindungen zu spüren, die Sie spüren. Klingt banal, ist es aber nicht.

Ihre Energie folgt Ihrer Aufmerksamkeit, und wenn Sie sich beim Sex für die Gedanken, Meinungen, Bewertungen und Selbstzweifel in Ihrem Kopf interessieren, dann hängt Ihre Energie eben genau dort ab. Nehmen Sie sich ein Beispiel an der Erde. Interessieren Sie sich für etwas anderes als Ihre … schon gut, das Wort »Mindfucks« möchte ich uns Luftwesen an dieser Stelle ersparen.

2. Spielen Sie mit dem Mut des Feuers

Ja, Ihr Respekt vor dem wilden, markerschütternden, kosmisch raketengeilen Sex der anderen fühlt sich tief und ehrlich an. Ist er aber nicht. Im Namen dessen, dass Sie sich Ihre eigene sexuelle Kraft zurückerobern, plädiere ich für Respektlosigkeit im Umgang mit der sexuellen Matrix. Nehmen Sie sich ein Beispiel am Feuer, welches auch nicht in den Kollaps fällt, wenn es darum geht, wer wie viele Orgasmen mit wem haben kann. Vergessen Sie den ganzen Kram und seien Sie mutiger, wenn es um Sex geht!

Wie machen Sie das? Indem Sie Grimassen schneiden und indem Sie durch den Mund atmen statt durch die Nase. Oh, und tiefer atmen als sonst. Sehr viel tiefer atmen als sonst. Sie werden schnell merken, dass Sie dadurch eine Menge zusätzlicher Energie im Körper spüren. Sie fühlen sich präsenter, größer, und nicht mehr so leicht umzuhauen. Besonders beim Sex flippen Sie nicht aus. Das ist sehr gesund und ehrlich gesagt ja genau das, was Sie wollten, oder?

3. Tauchen Sie in die Hingabe von Wasser

Sex kann für Luftmenschen so derart stressig werden, dass ich mehrere habe sagen hören: »O Mann, ich glaub, die Welt wär besser, wenn es einfach keinen Sex gäbe!«

Im Dienste Ihrer sexuellen Ekstase schlage ich hier einen radikalen Kurswechsel vor: Betrachten Sie Sex ab sofort als ein Genuss-Work-out. Üben Sie, sexuelle Energie zu genießen. Wie genau das gehen soll? Üben Sie zu genießen. Zuerst einmal unabhängig von Sex. So nutzen Sie die Kraft von Wasser, dem Supertalent in Sachen schamloser, hemmungsloser, maßloser Hingabe an den Genuss, um Ihre eigene Genussfähigkeit wieder zu entdecken. Wenn Sie irgendetwas gerne essen: Essen Sie es heute noch. Und machen Sie das bitte in Ultrazeitlupe, während Sie Töne und Bewegungen der puren Wonne machen.

Sie werden lachen, aber »Pleasure statt Leiden« ist für die meisten Menschen ein ziemlicher Horror. Üben Sie zu genießen, zuerst mit allem, was Ihnen leichtfällt, und dann auch mit sexuellen Empfindungen. Fokussieren Sie Pleasure, und sobald Sie bemerken, dass Sie abschweifen und unruhig werden – und Sie werden abschweifen und unruhig werden –, kommen Sie zurück zum Genuss. Ich verspreche Ihnen, Ihre Empfindungen werden sich ändern und Ihr Körper wird es Ihnen danken.

Mit diesen Medizintropfen der anderen Elemente in Sachen Sex: Was verändert sich dadurch für Sie als Luftmensch? Was fühlt sich anders an als sonst?

Wenn Sie die sexuelle Matrix nicht nur kognitiv begreifen, sondern auch energetisch loslassen möchten, empfehle ich Ihnen meine exklusive Audioreise zum Sexuellen Verlernen. Sie finden sie im inkludierten Mini-Onlinekurs unter www.ilanstephani.com/elementederekstase, Passwort: schwarm.

SECRET SERVICE

Ihr Partner ist ein Luftgeschöpf? Oh, wie aufregend! Hier sind drei magische Codes für das Wesen in Ihren Händen:

1. Der Begegnungscode

Keine Angst, ein Luftwesen zu verführen ist zwar eine Kunst, aber Sie müssen im Wesentlichen nur zwei Dinge wirklich beherzigen: Seien Sie unbeirrbar präsent, Moment für Moment für Moment. Und haben Sie Spaß. Denn das Luftwesen Ihnen gegenüber hat bereits jetzt alles, was es für guten Sex braucht. Und es wird ganz gewiss nicht pushen, um mit Ihnen eine Besenkammer oder ein Bett aufzutreiben. Aber Ihre Präsenz kann Luft ekstatisch machen.

Wenn Ihnen in Ihrer eigenen Sexualität Luft eher fremd ist, dann hilft Ihnen vielleicht folgendes Bild: Stellen Sie sich das Erleben eines Luftmenschen etwa so vor, dass jedes Wort eine energetische Druckwelle im Raum ist, eben körperlicher Klang. Jeder Blick ist eine reale Energie, die durch den Raum fliegt. Jede Bewegung, jede Hand, die nach einer Tasse greift, und so weiter – alles sind Wirbelbewegungen von Luft und Energie im Raum. So real und quasi sichtbar ist die energetische Dimension für einen Luftmenschen.

Wenn Sie sich das vorstellen können, dann werden Sie automatisch achtsamer und bewusster in allem, was Sie tun und sagen und nicht tun. Dann ahnen Sie auch, wie atemberaubend überwältigend intensiv sich dieses Erleben anfühlt, wenn Ihr Luftwesen dann noch Sex hat. Versetzen Sie sich so weit es geht in dieses multidimensionale Erleben hinein (»Krass, wie ein Dauertrip«, sagt meine Feuerfreundin) und dann beginnen Sie den Dialog. Werfen Sie Initiativen und Bewegungen in den Raum und fangen Sie das Echo auf. Wenn Sie sich auf dieser Ebene einklinken können in das Erleben Ihres Gegenübers, dann sind Sie nicht nur fabelhaft gut unterwegs, Sie haben auch einen Sechser im Lotto gewonnen, nämlich ein Gegenüber, mit dem man verdammt viel erforschen und sehr gut flirten kann.

2. Der Berührungscode

Wie berührt man Luft? Indem man sich bewusst wird darüber, dass man sie immer schon berührt. Mit anderen Worten: Indem man die Präsenz für das, was ist, erhöht. Und das setzt dann die energetische Alchemie der Ekstase in Gang.

Erlauben Sie Raum für Entspannung und Präsenz miteinander. Luftmenschen werden dann offen für Intimität, wenn sie ihre Freiheit spüren innerhalb eines sicheren, vertrauten Rahmens.

Luft kann nicht unter Druck gesetzt werden, nicht gepusht, gedrängt oder komprimiert. Im Gegenteil. Versuchen Sie es, und die Luft wird bei Ihrem kleinsten Versuch augenblicklich entweichen. Wie können Sie ein Luftwesen dennoch sexuell berühren? Hier ist die Zauberformel: Nutzen Sie das Prinzip von Unterdruck.

Nehmen wir an, das Setting stimmt. Sie und das Luftgeschöpf Ihnen gegenüber fühlen sich sicher und wohl miteinander, Sie sind beide wach, präsent und körperlich. Dann tun Sie jetzt Folgendes: Legen Sie eine Hand Ihrer Wahl auf einen Unterarm des Luftmenschen. So weit kennen wir die Situation – Hand liegt auf Unterarm. Nennt man Berührung, so was kommt vor. So, und jetzt wechseln Sie in den Modus Luftberührung, indem Sie Ihre Hand ganz langsam vom Unterarm lösen und sie ein paar Zentimeter oberhalb vom Unterarm schweben lassen. Sie können mit dem Abstand zur Haut spielen und auf diese Weise den Energiekörper Ihres Partners erforschen.

Weniger ist mehr. Rein physisch werden Luftmenschen angetörnt durch den Freiraum, den sie spüren, wenn Sie körperlich nah dran sind, aber nicht ganz dran. Also von der Nichtberührung. Vom Raum dazwischen. Von der Energie und dem Unterdruck, der entsteht. Was dann passiert, ist: Luft fängt an zu saugen. Das merken Sie daran, dass Ihre Partnerin entweder aufatmet oder stöhnt.

Das Prinzip »Berührung durch Unterdruck« ist gleichzeitig ein »Führen durch Unterdruck«, denn glauben Sie mir, ein so derart nichtinvasives und feinfühliges Spiel mit den subtilen Ebenen der

Wahrnehmung und der sexuellen Energie ist für ungefähr alle Luftwesen dieser Welt eine unwiderstehliche Einladung.

Luftmenschen lieben es übrigens nicht nur Sex zu haben, sondern auch sich ehrlich darüber auszusprechen, beispielsweise im Rahmen von Zwiegesprächen oder Tantraritualen. Öffnen Sie den Raum für Austausch und Kommunikation, wird sich Ihr Luftpartner mehr und mehr entspannen. Luftwesen brauchen die gemeinsame Forschung und Auseinandersetzung mit der Sexualität, werden sie aber selten einfordern.

3. Der Orgasmuscode

Oooooooh, für die Luftorgasmen selbst müssen Sie alle Definitionen von Orgasmus davonfliegen lassen! Jawohl, am orgasmischsten sind Luftmenschen, wenn es nicht um den Orgasmus geht.

Die Zauberworte lauten Erlaubnis statt Norm, Freiheit statt Druck, Zeit und Raum statt Zielorientierung und natürlich: Präsenz. Wenn Sie sich mit der Luft in die Räume trauen, die möglich sind, wird sich früher oder später Ekstase freischalten. Sie können Ihre eigene Sensibilität aber nicht vortäuschen. Sie können nicht auf ein explosiv orgastisches Luftwesen spekulieren, indem Sie besonders behutsam berühren. Geben Sie dem Atmen unter Ihren Händen Zeit, mehr Zeit als alle Zeit der Welt. Atmen Sie gemeinsam, aber pushen Sie nichts. Warten Sie auf nichts. Sie werden Ihr teures Luftgeschöpf zielsicher in die Ekstase führen durch Unterdruck.

Techniken? Die sind für Luftwesen individuell, und sie ändern sich. Das Zaubermittel hier ist Kommunikation und Ihr ruhiges, neugieriges Fragen: »Wenn ich so an deine Beine drücke, fühlt sich das gut an? Oder eher so, wenn ich weniger drücke?« Lernen Sie nicht Luft an sich kennen, sondern genau dieses Luftwesen. Und wenn Sie beide etwas gefunden haben, das zum Zittern und Vibrieren und Kribbeln führt, dann bleiben Sie dabei. Wenn Sie die Technik intensivieren wollen, dann tun Sie das, indem Sie die direkte Berührung für ein paar Momente lösen.

Dieses Luftprinzip hat natürlich unendlich viele Varianten. Umarmen Sie Ihren Partner, lösen Sie sich dann aus der Umarmung ein Stück weit. Spielen Sie mit diesem Prinzip, indem Sie Ihre Hand minutenlang einfach nur über den Genitalien oder den Brüsten schweben lassen und gemeinsam spüren, was Sie spüren. Erforschen Sie das Prinzip beim Küssen oder zwischen den Genitalien, entweder im Raum oder ineinander, wenn sich beispielsweise Eichel und Zervix nicht ganz berühren, aber fast.

Sexy Spickzettel

Sexuelle Luftmenschen ticken vollkommen anders als unsere sexuelle Matrix. Ihr hochsensibles Nervensystem entwickelt am häufigsten »sexuelle Probleme« und vor allem Selbstzweifel. Wenn sie sich aber wachküssen, geht die Post ab.

Ihre Geschenke

Bewusstheit, Klarheit, unendliche Freiheit, Kommunikation, Sensibilität, Grenzerweiterung, sexuelle Paradigmenwechsel und sexuelle Mystik

Luft in der Matrix

Luft übersieht sich selbst (Luft mit Luft)
Luft schleppt sich mit einer Rauchvergiftung vom Platz (Luft mit Feuer)
Wasser verlässt Erde (Luft mit Wasser)
Luft trägt Erde ab (Luft mit Erde)

Das ideale sexuelle Setting

Die Erdung der Erde
Der Mut des Feuers
Die Hingabe von Wasser

Secret Service

Der Begegnungscode: Alles ist Energie
Der Berührungscode: Führen durch Unterdruck
Der Orgasmuscode: Definitionen von Orgasmus davonfliegen lassen

△

FEUER

FLAMMENDE BEGEISTERUNG

Feuer frei! Und schon wird aus einem einzigen Zündfunken und etwas Materie ein heißes, knisterndes Spektakel. Das Element Feuer steht für Licht und Sichtbarkeit, Wärme und Energie, für Initiative, Handlung und Dynamik. Feuer brennt für die Lust auf Neues und für den Abschied von Vergangenheit.

Wer wären wir ohne dieses Wunder? Feuer ist unermüdlich großzügig, es schenkt uns Mut, Willenskraft und Selbstvertrauen. Es ist ein natürlicher Mittelpunkt, um den herum wir uns versammeln, in der Küche, am Lagerfeuer oder bei einem romantischen Candle-Light-Dinner.

In unserem Körper sind dem Element Feuer alle Muskeln zugeordnet, insbesondere der Herzmuskel, die elektrischen Impulse im Nervensystem und das Schwellgewebe unserer Genitalien. Also alles, was unseren Bewegungen Energie und Richtung gibt.

Obwohl Feuer unverzichtbar ist, haben wir vor diesem Element am meisten Angst und misstrauen ihm zutiefst. Wir lernen, uns fernzuhalten von seinen Flammen, wir lernen, uns schützen zu müssen vor seinen Ausbrüchen. Und ja, Feuer ist das Element, das Häuser und Dörfer verzehren kann und das Regenwälder verwandeln kann in Wüsten. Es ist das Element, dessen Hitze den ganzen Planeten in einen Fieberkrampf wirft.

Dennoch ist Feuer ein Element mit innigem Kontakt zu Erde und Luft. Seine Essenz ist keine abgekoppelte Egoshow, sondern ein knisternder und fruchtbarer Dialog mit seiner Umgebung.

Unsere Kultur stützt sich auf Feuer und Luft, verkennt aber umso mehr die Essenz dieser beiden Elemente. Wir überreizen und überhitzen Feuer – sichtbar an globalen Symptomen wie Klimaerwärmung, Wüstenausbreitung, Wasserknappheit und Dürre – und kreieren dadurch selber jene Gefahren, die wir dann dem Element an sich in die Schuhe schieben. Lassen Sie uns Feuer endlich differenzierter betrachten.

DER SEXUELLE FEUERMENSCH

Feuermenschen lieben Sex und haben einen natürlichen, direkten Zugang zu ihm. Tatsächlich fällt ihnen Sex und das Thema Sex so leicht, dass sie die sexuellen Stolpersteine der anderen Elemente häufig gar nicht richtig glauben können.

Für Feuermenschen gehört die Dynamik und Energie von Sex zum Leben dazu, und wenn ihnen ohne Sex etwas fehlt, ist das kein ausgedachtes Luxusproblem, sondern ein sehr realer Leidensdruck. Für Feuer hat Sex einen ähnlichen Stellenwert wie Essen und Trinken: Er ist einfach, natürlich und zutiefst entspannend. Und während alle anderen Elemente der Ekstase zuerst entspannen müssen, um *dann* Lust auf Sex zu haben, haben Feuermenschen gerne Sex, um sich zu entspannen. O ja, das hat etwas mit den Dynamiken in einer Beziehung zu tun. Mehr dazu finden Sie im zweiten Teil dieses Buches.

Feuer ist auch das einzige sexuelle Element, das Lust aus sich selbst heraus erlebt. Feuerfrauen brauchen kein aufgeräumtes Zimmer, kein sinnliches Setting und auch keine besonderen äußeren Einladungen, um in Stimmung zu kommen. Feuer ist schon die Stimmung. Ich bin die Musik, Baby!

Ich erinnere mich an einen Feuermann, der mir halb verzweifelt erzählte: »Du kannst dir das nicht vorstellen, Sex ist einfach immer immer da. Du weißt, wie das ist, einfach mal eine Banane zu essen. Ich weiß es nicht. Ich sehe alles durch diesen Sexfilter. Alles.« Feuermenschen bringen ein leicht entflammbares Nervensystem mit, das auf die ständigen sexuellen Reize dieser Kultur hin in kurzer Zeit hoch lodern will.

Feuer, mit dem kleinsten Funken, kreiert Licht. Feuer liebt das sexuell Sichtbare und leidet umso mehr an unserer Matrix der sexuellen Scham, des Schweigens und der Geheimnisse. Denn Feuermenschen sind direkt sexuell erregbar über visuelle Eindrücke: Bilder von nackten Menschen, Fotos von Genitalien, Sexfilme etc. Insbesondere Feuermänner werden diesbezüglich in unserer Wirtschaft ausgebeutet, indem man ihnen die ganze Welt durch visuell-sexuelle Reize verkaufen will. Eine Sexkultur im Dunkeln und unter der Bettdecke ist für Feuermenschen das Absurdeste überhaupt. Meine Teuren, ein Fußnoten-Sextipp: Licht an statt aus!

Da sich Feuer direkt dort entzündet, wo die Empfindungen des Nervensystems direkt und dicht erreichbar sind, sind Genitalien der beste Weg von Turn-on. Mit anderen Worten: Feuermenschen wollen sexuelle Initiative geben und erleben an den Genitalien. Merke: Ihre Erregung baut sich von innen nach außen auf. Also Feuer entzündet sich in der Mitte und strahlt von dort aus in den Raum. Dadurch sind Feuermenschen nicht auf ein langes Vorspiel angewiesen und gehen auch nicht davon aus, dass sich für andere Elemente der Ekstase die Erregung *von außen nach innen* steigert.

Oh, und Feuermenschen haben kein Problem mit sexueller Eindeutigkeit und Linearität. Sie erleben dadurch keinen Druck Richtung Sex, sondern Erleichterung, wenn sie sich nicht mehr darum sorgen müssen, ob es nun zum Sex kommen wird oder nicht.

In vielerlei Hinsicht haben Feuermenschen also komplett gegensätzliche Bedürfnisse zu sexuellem Wasser und sexueller Luft. Von innen nach außen, sichtbar statt geborgen, riskant statt mit Samthandschuhen und gestresst statt tiefenentspannt.

Was für Luft und Wasser dringend nötig ist an Offenheit im Setting, macht Feuermenschen nervös. Was bei Wasser ankommt als absichtslos, ist für Feuer unbestimmt. Und was Luft erlebt als Präsenz, ist für Feuer Zurückhaltung.

Wenn wir die Elemente der Ekstase miteinander vergleichen, mag der Eindruck entstehen, Feuermenschen seien sexueller als andere Elemente oder sie hätten eine stärkere Libido. Dem ist nicht so. Das Lust- und Sexpotenzial aller Elemente ist exakt gleich groß, nämlich grenzenlos groß, aber die Feuerfrequenz hat am meisten Schnittmenge mit der Sexfrequenz unserer sexuellen Matrix. Das heißt, die Feuersexualität ist am häufigsten sichtbar in dem, was wir als Turn-on, Libido, Sex und Orgasmus definiert haben. Diese Einsicht ist leider im täglichen Erleben nicht präsent, und Feuermenschen lernen früh, mit ihrem Sex »zu viel« zu sein, jedenfalls unpassend mehr, als ihrer Umgebung recht ist.

Dabei könnte alles so leicht sein: Feuermenschen sind im Bett extrem unkompliziert. In ihrer echten Liebe zu Sex, in ihrer Eigenschaft, wirklich großzügig zu sein, sind sie wundervolle Energiebündel, die unser Sexleben inspirieren, beleben und feiern können.

In unserer sexuellen Matrix jedoch landen am Ende des Tages alle Elemente der Ekstase in irgendeiner sexuellen Wunde: Die Erde wird übersehen, Luft und Wasser schleppen mit sich herum, »nicht genug« zu sein, und Feuer fühlt sich wie ein wandelndes »Zuviel«.

Feuerorgasmen

Die Genitalien eines Feuermenschen sind *der* sexuelle Turn-on. Im Gegensatz zu fast allen anderen Elementen der Ekstase bewohnen Feuermenschen ihre Genitalien und ihren Beckenraum mit klarem, gesundem Selbstbewusstsein. Sie kennen und lieben die Kraft in ihrem Becken und haben keine Angst davor, dort stimuliert zu werden. Ihre Orgasmen bauen sich zuverlässig und kontinuierlich auf zu den berühmten Höhepunkten, in denen ihr ganzes Nervensystem entladen und entspannen kann.

Wir wissen nun bereits, dass es die verschiedensten Arten von sexueller Stimulation gibt: Aufmerksamkeit, Luftberührung, Bewegung, Atmen, Massage etc. Feuerorgasmen entstehen im Good-old-Fire-Style: durch Reibung, Speed und Hitze. Auch die berühmten Rein-raus-Bewegungen der Genitalien, die die Matrix unermüdlich promotet, entsprechen der Orgasmuslogik von Feuer.

SEXDEFINITION

Feuersex entspricht ziemlich genau der gesellschaftlichen Normdefinition von Sex. Für Feuermenschen bedeutet Sex Penetration, ganz gleich ob in hetero- oder homosexuellen Begegnungen. Innerhalb des Kosmos »Penetration« ist dann wiederum alles möglich, und Feuermenschen probieren mit großer Unbefangenheit und Begeisterung neue Stellungen, Analsex und andere Praktiken aus.

Weil Feuer innig auf Sauerstoff (Element Luft) und Holz (Element Erde) angewiesen ist, ist Partnersex für Feuermenschen weit befriedigender als Solosex. Sie kennen und mögen Solosex zwar, aber hassen es, auf Sex mit sich selbst ausweichen zu müssen, weil sie keinen Partner haben oder weil ihr Partner chronisch weniger Lust auf Feuersex hat als sie selbst.

Für Feuermenschen sind Orgasmen essenzielle, heilsame und kraftgebende Momente. Sie erleben ein regenerierendes Release wenn sie ihre Energie nicht zurückhalten müssen, also keine energetische Erschöpfung nach Gipfelorgasmen, wie andere Elemente der Ekstase. Feuerfrauen haben mir ihre Höhepunkte oft als unwillkürliche Kraftorgasmen in ihrer gesamten Vagina geschildert, »wie eine krass leuchtende Hitze, ein Glühen in meinem Becken«. Feuermänner hingegen betonen, dass die Energie nach außen explodiert: »wie ein Schieben oder Nach außen-Pushen mit dem ganzen Schwanz«.

DIE GESCHENKE DER FEUERMENSCHEN

Wenn Feuermenschen für ihre Lust und Kraft gefeiert werden, sind sie extrem begeisterungsfähig und die großzügigsten Liebhaber überhaupt.

Sie sind fast unermüdlich bereit, ihre Partnerinnen im Bett glücklich zu machen. Wenn sie wissen, was ihre Partnerin will oder braucht, um zum Orgasmus zu kommen, sind sie im Schenken unerschöpflich. Stundenlang gehen sie auf die Wünsche anderer ein. Der Wesenskern von Feuer ist nämlich ganz einfach: »Lass mich Leben spenden! Lass mich geben!«

Feuermenschen sind auch körperlich sehr robust. Sie vertragen es nicht gut, wenn man sich ihnen gegenüber zurückhält. Viel lieber ist ihnen zu wissen, woran sie sind, klar angefasst zu werden und im sexuellen Flow gepackt und genommen zu werden. Sie fliegen bei Weitem nicht so leicht aus der Kurve wie die anderen Elemente der Ekstase, wenn Sex körperlich wild oder intensiv wird, denn sie haben sich auch am wenigsten falschen Respekt vor unserer sexuellen Matrix angewöhnt. Feuermenschen strahlen Kraft aus und vermitteln ihren Mitmenschen indirekt: »Du bist vielleicht auch nicht so fragil. Finde deine Begeisterung, dann wird vieles möglich.«

Wenn ihre sexuelle Essenz, ihre Energie und Begeisterung wertgeschätzt werden, sind Feuermenschen unbekümmert, witzig, beweglich und lassen sich flexibel auf unterschiedlichste sexuelle Settings ein. Sagt der Wassermann klipp und klar, er befindet sich in der Heilungsphase und braucht jeden Abend eine Lingammassage, ist die Feuerfrau gern am Start: »Kriegen wir hin.« Feuer ist ein rührend dankbares und aufrichtiges Element – offen für alles, was kommt, solange es fackeln darf.

Die Geschenke der Feuermenschen sind Herzenswärme, Freude, Spaß, Direktheit, Begeisterung, Hitze und Verwandlung. Feuermenschen sind toll.

FEUER IN DER MATRIX

Obwohl die sexuelle Matrix unserer Kultur am ehesten dem Feuerelement entspricht, haben Feuermenschen hier nichts gewonnen. Denn das Feuer der Matrix ist ein verdrehtes und verkauftes Feuer, und die sexuelle Konditionierung der Feuermenschen ist ebenso stark und ebenso tief wie die der anderen Elemente. Unterschied: Sie fällt weniger auf, insbesondere den Feuermenschen selbst.

Im Laufe der Jahre entwickelt Feuer eine typische Struktur der Verwundung durch die sexuelle Matrix. Feuer hat ständig das Gefühl von Locken und Blocken. »Nie darf ich.« Also läuft ihr Sex- und Liebesleben nicht automatisch rund. Ihre Beziehungsparterinnnen sind viel zu oft von der Energie, der Lust und von der Bereitschaft des Feuers, Sex zu haben, überfordert, werden defensiv, müde oder schnippisch. Feuer in der Matrix fühlt sich ständig angezündet und runtergedimmt. Es bekommt die Doppelbotschaft: »Gib mir deine Kraft, aber verschon mich mit deiner Energie.«

Nach einer Zeit sind Feuermenschen überzeugt, »zu viel« zu sein, und halten ihre Energie und ihre Lust immer mehr zurück. Je mehr sie ihre sexuelle Energie jedoch unterdrücken, desto mehr entfremden sie sich von ihrer Essenz. Sie fühlen sie sich wie ein Dampfkochtopf, der kurz vorm Explodieren steht.

Wenn zum Beispiel die Feuerfrau die Initiative ergreift und ihr Wassermann jetzt erst mal über den Tag sprechen muss, klingeln bei ihr schon die Alarmglocken. Das wiederum führt dann dazu, dass Feuer, wenn es denn dann mal Sex haben darf, seine eigene sexuelle Begeisterung verpassen kann. Der angestaute Druck ist so unangenehm geworden, dass Sex im Wesentlichen auf den Orgasmus hin ausgerichtet wird. Für das sexuelle Erlebnis davor und darüber hinaus bleibt wenig Raum übrig.

Die größte Verwundung für Feuermenschen ist das christliche Sexualtrauma unserer Kultur. Religiöse Glaubenssätze wie »Sex ist eine Sünde« fühlen sich für Feuermenschen an wie ein unentrinnbares Dilemma. Sie wollen »gut« sein, und sie wissen in ihrer Essenz auch, dass sie gut (oder eher perfekt!) sind, aber die Tatsache, dass sie Sex lieben, macht sie angeblich »schlecht«. In unserer sexuellen Matrix, die insgeheim ein tiefes Misstrauen gegen den Sex und das Leben an sich eingegraben hat, werden Feuermenschen oft in die Täterrolle gedrängt und für die sexuellen Dysfunktionen ihrer Partner verantwortlich gemacht.

Solche Verschiebungen dessen, woran unsere sexuellen Schwierigkeiten wirklich liegen, betreffen zwar alle Elemente, dennoch ist Feuer von dem Verteufeln der Sexualität direkter betroffen als Erde, Wasser und Luft, da sie sich essenziell auf Sex beziehen, nicht auf den Kontakt, nicht auf die Hingabe und nicht auf die Präsenz.

So sehen die Begegnungen von Feuermenschen mit den anderen Elementen in der Matrix konkret aus:

Feuer & Wasser

Die sexuelle Anziehung zwischen Wasser und Feuer ist der Stoff für die berühmt-berüchtigten Dynamiken der Hassliebe. Feuer erliegt der natürlichen Verführungskunst von Wasser, und Wasser wärmt sich gerne auf und schmilzt aus seinem Eispanzer. Eine intensive sexuelle Begegnung nimmt ihren Anfang. Wasser jedoch sucht die vertikale Tiefe und Stille, die Hingabe an sich selbst, Feuer sucht die horizontale Entgrenzung im Spaß.

Letztendlich wird diese Spannung zwischen den Polen zum Verhängnis, weil die beiden sich nicht wirklich verstehen. Feuer will Spaß, Wasser will sich ganz hingeben, und das bitte ohne Druck. Die angestaute sexuelle Energie des Feuers nimmt Wasser als aggressiv wahr. Also verdampft Wasser, statt dem Feuer entgegenzuströmen, um sich vor seiner geballten Hitze zu schützen. Feuer versteht das Problem nicht, versucht noch, sich anzunähern, aber Wasser reagiert schnippisch: »Fass mich nicht an! Du willst doch eh nur das eine.« Jetzt ist auch für Feuer der Ofen aus, und die beiden driften auseinander. – *Wasser löscht Feuer.*

Feuer & Erde

Hurra, endlich ein Element, welches mit viel Energie gut umgehen kann! Die Erde hält den Raum. Feuer kann mit seiner großen Lust hier endlich landen. Feuer und Erde kommen auch deshalb gut klar, weil Erde sehr direkt das Holz zur Verfügung stellt, mit dem das Feuer glücklich lodert. Erde ist für Feuer die Erlösung (»Ja klar, hast du viel Kraft. Ist doch prima.«).

Allerdings ist die Begegnung für die Erde vom »Wir« motiviert und für Feuer eher von dem Bedürfnis, die Kraft der Freiheit zu feiern. Feuer ist ausgehungert danach, sich nicht immer von den Ängsten der Außenwelt einengen zu lassen, und holt nach, nun wirklich an sich selbst zu denken und einfach Gas zu geben. Feuer holt die Party nach, den Spaß und den Exzess. Erde stellt den Raum aus Liebe zur Verfügung, aber Feuer will den Raum aus sexuellen Gründen (was nicht heißt, dass es nicht lieben würde!). Nach einer Weile fällt diese Diskrepanz auf. Die Erde wird spröde, bekommt Risse und bleibt zurück. Feuer koppelt sich ab, verbrennt den Boden der Verbindung, verliert das Gefühl dafür, was an dieser Beziehung so toll gewesen sein soll, vermisst die sexuelle Initiative von außen und zieht weiter. – *Feuer verbrennt Erde.*

Feuer & Luft

Was tun wir, um ein zartes Feuer zu entfachen? Wir pusten Luft in seine Richtung. So magisch beginnt die Begegnung von Luft und Feuer. Zwei Wesen in einem Raum und ohne weiteres Zutun springt der Funke über. Luft flirtet und spielt, Feuer flackert und jubelt.

Innerhalb der Matrix geht das Ganze aber selten über einen Flirt und One-Night-Stand hinaus. In einem typischen Ablauf wird ein Feuermensch auf ein Luftwesen aufmerksam, zum Beispiel beim Tanzen oder in einer Bar, wo der Luftmensch einfach nur Spaß hat.

Luftwesen, die sich in dieser Gesellschaft nicht als sexuelle Wesen etabliert haben, die sich nicht als attraktiv erleben oder so behandelt fühlen, wissen meist gar nicht, wie anziehend sie sind, wenn sie einfach nur in ihrem Element sind. Die phosphorhell leuchtende Freude der Luft, ihre autonome, freie Ausstrahlung schlägt Feuer augenblicklich in den Bann. Boom.

Feuer und Luft machen sich schwungvoll an und verbringen einen lebhaften Abend miteinander. Luft schwelgt in ihrem sexuellen Erleben, während Feuer darauf wartet, dass endlich der Sex kommt. Am Ende des Abends fliegt das Missverständnis auf: Feuer schlägt ein Hotelzimmer vor, Luft gerät in Panik und zieht sich unter einem Vorwand aus der Affäre. Beide bleiben vorwurfsvoll und betreten zurück. – *Feuer verqualmt die Luft.*

Feuer & Feuer

Unnötig zu sagen: Der Sex zwischen Feuermenschen kann extrem heiß, aufregend und kraftvoll sein. Lange Affären und vertraute intime Freundschaften können darauf aufbauen, dass es im Bett so sehr funkt, und zwar immer und über lange Zeit. »Wir machen die Tür zu und sind eins, zwei, drei am Vögeln. Es ist perfekt!«, strahlte eine Frau in meinem Retreat.

Feuermenschen wertschätzen einander oft für den gemeinsamen Sex so innig und ehrlich, dass es wirklich berührend ist. Aber wenn es darum geht, feste Partnerschaften einzugehen, zeigt sich oft, dass allein der sexuelle Feuer-Match als Fundament dafür nicht reicht. Im Gegenteil kann hier Drama und andauernder Konflikt das Thema werden. Feuer verzehrt sich selbst und fackelt in nervösen Stichflammen seine Umgebung ab, bis es allein in sich zusammenfällt und erlischt. – *Feuer findet keinen Halt in Feuer.*

DAS IDEALE SEXUELLE SETTING

Ekstase ist ein Gesamtkunstwerk aller Elemente. Sie ist die Alchemie aller Qualitäten im Tanz miteinander. Wenn Sie ein Luftwesen sind, dann ist Ihre Lernaufgabe, die Eigenschaften jedes anderen Naturelements zu nutzen, um Ihren eigenen typischen Fallen zu entgehen und um die Medizin, die wir alle füreinander sein können, wieder wachzuküssen.

1. Nutzen Sie die Ruhe der Erde

Kreieren Sie sich eine Welt, in der es mehr als genug Sex für Sie gibt. Mit anderen Worten: Lösen Sie sich von der sexuellen Mangelmatrix. Damit meine ich nicht, dass Sie sich jetzt den ganzen Tag über Dating-Apps zuplanen müssen, sondern viel eher, dass Sie viel, wirklich viel Solosex kultivieren. Warum? Weil Ihr Solosex Sie unabhängiger macht davon, mit wem Sie gerade im Außen Sex haben können. Wenn dort die Sexpartner Schlange stehen, wundervoll. Wenn nicht, dann hat Ihr Nervensystem trotzdem seine sexuelle Nahrung. Das ist wichtig. Gehen Sie satt statt hungrig in den Partnersex. Das macht wirklich einen Unterschied.

Es ist nicht Ihre Schuld, dass Sie in einer Kultur geboren wurden, die den ganzen Tag auf Sex starrt und die ihn gleichzeitig in die letzte Ecke der Privatheit schiebt. Aber tun Sie selbstverantwortlich etwas, um Ihren eigenen Alltag daraus zu befreien. Sex ist wichtig, behandeln Sie ihn auch so. Reservieren Sie Zeit für Ihr (Solo-)Sexleben. Tragen Sie es in Ihren Kalender ein, und zwar bitte nicht nur am Wochenende.

2. Erlauben Sie sexuelle Wellen wie das Wasser

Orientieren Sie sich bei sexueller Erregung am Wasser, an seinen Wellenbewegungen, an seinem zeitlosen Auf und Ab der Erregung. Üben Sie, das Abflauen der Erregung genauso interessiert zu spüren wie die Höhepunkte. Lassen Sie Ihre Erregung an- und abschwellen, immer und immer wieder. Kommen Sie mehrere Male fast – und dann doch nicht zum Orgasmus, stimulieren Sie sich hinein in die Erregung und machen Sie wieder eine Pause, atmen Sie durch, sodass Sie immer höhere Level an Energie erreichen können.

Die Essenz von Wasser in Ihrem Feuersex bedeutet zwei Dinge: Erstens nehmen Sie sich mehr Zeit. Sie müssen niemandem beweisen, wie schnell man eine Erdbeere essen kann. Erforschen Sie bitte, wie langsam das geht und was sich dadurch in Ihrem Erleben alles verändert. Zweitens fokussieren Sie die sexuellen Wellenberge und Wellentäler, statt sich linear in den Himmel zu katapultieren.

3. Seien Sie so präsent wie die Luft

Erinnern Sie sich daran, dass Sie ein Genie der Begeisterung sind. Das sollten Sie genießen, statt es zu verpassen. Fokussieren Sie sich nicht auf den Orgasmus (es sei denn, Sie erleben *jetzt gerade* einen), sondern immer auf den gegenwärtigen Moment. Atmen Sie beim Sex tief in den Unterbauch und entspannen Sie ihn. Dadurch wird es Ihnen viel leichter fallen, nicht automatisch vom eigenen Drive davongetragen zu werden. Mit anderen Worten: Verpassen Sie die sexuelle Reise nicht, weil Sie nur das Ziel fixieren.

Mit diesen Medizintropfen der anderen Elemente in Sachen Sex: Was verändert sich dadurch für Sie? Was fühlt sich anders an als sonst?

Wenn Sie die sexuelle Matrix nicht nur kognitiv begreifen, sondern auch energetisch loslassen möchten, empfehle ich Ihnen meine exklusive Audioreise zum Sexuellen Verlernen. Sie finden sie unter www.ilanstephani.com/elementederekstase, Passwort: schwarm.

SECRET SERVICE

Ihr Partner ist ein Feuermensch? Wie wundervoll! Hier sind drei Hacks, um die Matrix gemeinsam abzufackeln!

1. Der Begegnungscode

Feuermenschen haben direkten Zugang zu ihrer Kraft und Lebensfreude, wenn sie sich nicht gerade in Frust und Alltag verheddert haben. Befreien Sie Ihr Feuerwesen gründlich aus seinen Routinen, indem Sie sich selbst in einen Modus echter Begeisterung bringen.

Wofür sind Sie Feuer und Flamme? Was macht Ihnen wirklich Spaß? Das muss kein sexuelles Thema sein, aber *verkörpern* Sie diese Spaßfrequenz mit Ihrem Nervensystem, bevor Sie an das Feuerwesen herantreten. Atmen Sie tief, schneiden Sie Grimassen, hüpfen Sie auf und ab, haben Sie wilden verwegenen Spaß am Leben selbst! So, und dann begegnen Sie dem Feuermenschen und lassen diesen Funken überspringen.

Nein, bitte keine Begeisterung vortäuschen! Das geht auch gar nicht. Entdecken Sie viel eher Ihr eigenes inneres Feuer wieder. Es steckt in jedem von uns. Und wenn Sie dann noch Lust auf Sex mit Ihrem Partner haben: Seien Sie direkt. Sprechen Sie das Thema Sex geradeheraus an und vertrauen Sie darauf, dass das Feuer schon für sich selbst sorgen wird, wenn etwas zu schnell, zu viel oder zu unerwartet passiert.

Sie erinnern sich: Sehr viel schmerzhafter ist für Feuer, im Unklaren darüber zu sein, ob es nun um Sex gehen darf oder nicht. Also: Darf es um Sex gehen? Wenn Sie dazu ein inneres begeistertes »Ja« haben, sagen oder zeigen Sie das. Gehen Sie klar und mutig in den Kontakt und genießen Sie die Intensität, die Sie mit Ihrer Eindeutigkeit erzeugen.

2. Der Berührungscode

Herzlichen Glückwunsch! Vor Ihnen liegt der Mensch, den Sie direkt anmachen und wirklich anfassen können. Das Kleingedruckte? Der Haken an der Sache? Versteckte Spielchen? Gibt es hier nicht. Feuermenschen können mit unserer verschämten Schonungskultur wenig anfangen. Sie sind am glücklichsten, wenn sie nicht mit Samthandschuhen, sondern richtig angefasst werden. Also: Zeigen Sie, dass Sie Sex wollen, indem Sie Ihr Gegenüber ausziehen und mit einem Zungenkuss ins Nebenzimmer schleppen. Je mutiger Sie mit Ihrer Initiative sind, desto besser.

Halten Sie sich nicht zurück, sondern folgen Sie Ihrer Begeisterung. Rudern Sie vor allen Dingen nicht zurück! Es sei denn, Sie haben ein entsprechendes Signal vom Feuerwesen aufgefangen. Ansonsten sagen Sie »Ja« zur Lust, Energie und Kraft des Feuermenschen und bleiben Sie körperlich mit ihm in Verbindung bis zum Höhepunkt. Ihre eigene echte Begeisterung und Ihre unverkrampfte Freude ist alles, was ein Feuermensch braucht, um Spaß zu haben.

Fassen Sie die Körperstellen und -strukturen des Feuermenschen an, die der Hitze und Dynamik des Elements entsprechen. Das sind die Genitalien, aber auch die großen Muskeln an den Armen und besonders an den Beinen. Kneten, drücken und reiben Sie auf der Haut, um Wärme und Intensität zu erzeugen. Kreieren Sie feurige Empfindungen für Ihr Feuerwesen! Wenn die Funken sprühen, sind diese Berührungscodes aus Reibung, Tempo und Hitze auch an den Feuergenitalien möglich und in der Vagina.

3. Der Orgasmuscode

Der heiße, intensive Gipfelorgasmus ist das Lieblingselement des Feuers. Er gehört dazu und Feuermenschen haben kein Problem damit, zielsicher zum Orgasmus zu kommen oder sich von Ihnen dahin bringen zu lassen. Erlauben Sie, dass es um den Orgasmus gehen darf. Feiern Sie die wilde Freude am Höhepunkt mit Ihrem Sexpartner, auch dann, wenn für Sie selbst ein Orgasmus nicht sosehr im Zentrum steht. Werfen Sie sich in dieselbe Hitze.

Welche Berührungen genau Ihr Feuerwesen am liebsten hat, wissen Sie beide am besten, und wenn Sie es nicht wissen, dann fragen Sie einfach. Aber was Sie in jedem Falle tun können, ist, sich energetisch voll in den Raum der intensiven Lust mit hineinzubegeben. Atmen und bewegen Sie sich mit, während Sie Ihre Feuerpartnerin zum Orgasmus begleiten. Seien Sie die flammend wilde Außenwelt, die dieses wundervolle Feuertier viel zu selten hatte. Nein, Orgasmen sind nicht oberflächlich, und Spaß ist kein privates Hobby. Erleben Sie, wie glücklich diese Energie macht und feiern Sie mit.

Sexy Spickzettel

Sexuelle Feuermenschen lieben Sex. Sie sind großzügig gebende Sexpartner und schenken uns Begehren, Initiative, Unschuld und Spaß.

Ihre Geschenke

Wärme, Energie, Licht, Begeisterung, Verwandlung, Freude, Mut, Direktheit

Feuer in der Matrix

Wasser löscht Feuer (Feuer mit Wasser)
Feuer verbrennt Erde (Feuer mit Erde)
Feuer verqualmt die Luft (Feuer mit Luft)
Feuer findet keinen Halt in Feuer (Feuer mit Feuer)

Das ideale sexuelle Setting

Die Ruhe der Erde
Wellen wie das Wasser
Präsent wie die Luft

Secret Service

Der Begegnungscode: Begeisterung
Der Berührungscode: die klare Ansage
Der Orgasmuscode: Orgasmen sind großartig!

FLÜGEL DER ERDE

DER EKSTATISCHE GENIESTREICH

Okay, Sie haben jetzt die zauberhaften vier Naturelemente der Ekstase kennengelernt. Jedes von ihnen ist absolut einzigartig, doch haben sie alle eins gemeinsam: Sie bewegen sich in die sexuelle Ekstase, indem sie sich von der sexuellen Matrix wegbewegen. Der Weg der vier Naturelemente in die Ekstase ist immer, die Kultur mit all ihrer Gewalt, ihrer Verachtung und ihrem Missverständnis hinter sich zu lassen, um zurückzufinden in den Schwarm.

So weit, so gut. Jetzt haben ein paar findige sexuelle Wesen allerdings bemerkt, dass sie auch mit der gegenteiligen Strategie den Starkstrom der Ekstase entfesseln können: Sie gehen hinein in das Geheddere der Matrix und nutzen diese für die eigene sexuelle Ekstase. Erde, Wasser, Luft und Feuer arbeiten daran, die Prägungen der Kultur loszuwerden, um guten Sex zu haben, und diese genialen Wesen setzen auf die Kultur, um guten Sex zu haben. Deshalb nenne ich sie auch die »Kulturelemente« der Ekstase.

Stellen Sie sich die vier *Naturelemente* der Ekstase vor wie vier Tortenstücke. Sie bilden einen natürlichen Kreis um dessen Mittelpunkt. Die beiden *Kulturelemente* der Ekstase öffnen sich nun wie zwei Flügel in den Raum hinein, und zwar verbunden mit den Elementen Erde beziehungsweise Luft. Darf ich vorstellen, das sind die ekstatischen Kulturelemente: der *Flügel der Erde* und der *Flügel der Luft*. Warum sie so heißen, dazu kommen wir noch.

Beginnen wir ganz nah am Boden, mit dem Flügel der Erde. Ein Flügelmensch der Erde überwindet in der Sexualität Konventionen, Bewertungen, Bedeutungen, Normen, Vergleiche und die Assoziationen von Bildern, um sich einzig und allein der Energie anzuvertrauen, die in unserer sexuellen Matrix gespeichert ist. Und dort ist eine Menge Energie gespeichert. Seit mehreren Tausend Jahren trägt ein Großteil aller Menschen zu dieser Wucht an sexuellem Stress, Trauma, Scham und Schweigen bei. Die Ekstase liegt für Flügelmenschen in der Kultur selbst, und zwar dort, wo diese Kultur am meisten Energie gespeichert hat: in ihren verdrängten, verschwiegenen, verschämten Inhalten, in ihren Tabus, jenseits ihrer moralischen Grenzen, in dem gigantischen Raum, den wir als den kollektiven sexuellen Schatten bezeichnen können.

Flügelmenschen der Erde lassen sich schlagen oder fesseln, sie wollen erniedrigt werden oder erniedrigen, sie wollen quälen, Schmerzen erleben und manipulieren. Wie das klingt? Na ja, nach der ganzen Summe dessen, was in dieser Kultur ohnehin in Sachen Sex mit am Start ist, oder? Nur ist es eben normalerweise das, was uns so derart im Weg steht, dass wir uns vom Sex ablenken lassen. Für sexuelle Flügelmenschen führt es jedoch in den Sex.

Dieser Ekstase-Hack ist so smart und elegant, weil er die sexuelle Matrix konfrontiert und damit außer Gefecht setzt. Sich Schattenseiten zuzuwenden, statt sie abzulehnen und zu verdrängen, ist wieder die Initiation in eine größere innere Freiheit. Das betrifft nicht nur Sex. Es betrifft menschliches Leben überhaupt. Tabus ins Gesicht zu schauen schwächt augenblicklich deren Macht über uns. Verbotene Zonen erforschen, statt zu meiden, überwindet das Verbot. Und Schattenseiten zu beleuchten löst den Schatten auf.

Klingt mächtig, faszinierend und kraftvoll? Ist es auch. Der Flügel der Erde ist ein Geniestreich in Sachen Ekstase.

DER FLÜGELMENSCH DER ERDE

Kurz gesagt sind Flügelmenschen der Erde diejenigen, deren Sex wir dem Bereich BDSM zuordnen: Rollenspiele, Inszenierungen, Ketten, Stiefel mit langen Absätzen, Fesseln, Peitschen und die Aspekte von Macht, Unterwerfung, Disziplin oder Schmerz im Sex – plus alle anderen sexuellen Spielarten, die unter BDSM (Bondage & Discipline,

Dominance & Submission, Sado-Masochism) fallen. Die meisten dieser Settings finden statt mit Spielpartnerinnen, in einem intimen, intensiven energetischen Dialog und können sexuelle Flügelmenschen in veränderte Bewusstseinszustände führen, die weit über den üblichen Kulturorgasmus hinausgehen.

Und warum heißt das Ganze Flügel der Erde? Wie beim Element Erde ist Kontakt, genauer gesagt *Vollkontakt*, das Zauberwort, der goldene Ekstaseschlüssel für dieses sexuelle Element. Erstens der Kontakt zu dem kollektiven sexuellen Schatten und zweitens der Kontakt zu den Sexpartnerinnen und Spielpartnern. Das Setting, in dem tabuisierte, verschobene, verdrängte Themen gemeinsam sexuell erlebt werden, ist sicher statt unsicher, persönlich statt anonym kollektiv, es bejaht statt verleugnet und es ist bewusst statt verdrängt. Schauen wir uns diese Kontaktebenen genauer an.

Erstens: Der Kontakt zum kollektiven Schatten

Für einen Flügelmenschen der Erde ist der beste sexuelle Turn-on der Kontakt zu unbewusstem, halb bewusstem und verdrängtem kulturellem Material. Das ist der Unterschied zu den vier Elementen der Ekstase, die ihre sexuelle Nahrung aus der Natur beziehen. Wer auf Latexstiefel, Ohrfeigen, Masken oder Beleidigungen steht, steht auf das andere Ende der Skala: auf pure Kultur.

Der Vollkontakt der Flügelmenschen funktioniert so, dass sich hier, auf der Erde, ihre sexuelle Energie verbindet mit der Ladung eines Motivs, zum Beispiel Latexstiefeln und allem, was mit ihnen assoziiert wird. Die freie Schwarmenergie der Ekstase – unbegrenzt, unendlich frei und weit und offen – trifft also auf einen sehr spezifischen, engen Kulturcode. Durch diese Kreuzung entsteht eine hochkonzentrierte Ladung an Kraft, ein Feld von besonderer energetischer Dichte, also pures Ekstasepotenzial! Dieser Stiefel, dieses eine Bild, diese fixe Idee, dieses eingebrannte Moment im Kollektiv entzündet den mächtigsten Impuls für den Schwarm. Das Moment der größten Kontraktion, der größten Spannung, explodiert hinein in den Raum des unendlichen Potenzials. Match.

Wo das individuell gut funktioniert, da haben wir den sexuellen Kick, da haben wir den Turn-On, die Neigung oder den Fetisch. Im Kern ist es nichts anderes als eine spezifische Ausformung des universellen Prinzips von Vollkontakt zwischen zwei aufgespannten Gegenpolen. Kulturell geballte Energie und individueller Schwarm begegnen sich für individuellen sexuellen Starkstrom.

Die Sexualität von Flügelmenschen der Erde speist sich aus dem kollektiven Tabu, welches eben diese Ladungen der Intensität zurück in unsere erkaltete sexuelle Matrix katapultiert. Der ganze Raum aus Trauma, Scham und Schuld wird erotisch wieder entfacht, durchleuchtet, erforscht und verkörpert. Alles, was diese Gesellschaft unter den Teppich gekehrt hat, all die Schattenseiten, über die kollektiv geschwiegen wird, alles, was versteckt, verboten und mundtot gemacht wird, ist die Quelle für die ekstatischen Räume von Flügelmenschen der Erde. Und all das ist übrigens umso mehr das Futter für Ekstase, je mehr wir es verdrängen. Denn eine jede Verdrängung füttert das Verdrängte, statt es tatsächlich aufzulösen.

Die Flügel-der-Erde-Sexualität erwacht im Tabubruch, in der Befreiung, im Konfrontieren des Verbotenen mit Lust, Erotik und mit sexueller Energie. Die gesellschaftlichen Konditionierungen, die individuellen Prägungen und die kollektiven Traumata, samt der strukturellen Gewalt, sind kein Hindernis, sondern der Zündfunke für die orgasmische Schöpfung.

Flügelmenschen vermeiden die Wunden nicht, sie besuchen sie. Sie bejahen das Risiko, das Tabu, die Folter, die Unterwerfung, die Demütigung, die Geringschätzung, die Arroganz, die Täterschaft, die Macht, den Schmerz und die Ohnmacht. Indem sie sie bejahen, bringen sie die Ekstase an den Ort der Wunde. Dieser unerschrockene, selbstbestimmte und lustvolle Kontakt mit der Wunde heilt, verbindet, öffnet die größten Räume genau dort, wo am meisten Enge und Angst geherrscht hat.

So gesehen betreiben Flügelmenschen der Erde mit ihrer Sexualität eine hochwirksame Form von Heilung und Empowerment. Sie bringen ihren sexuellen Schwarm – frei fließende, vibrierende sexuelle Energie – mit dem, was nicht frei fließt und nicht vibriert, in den Vollkontakt. So entsteht Alchemie und das Thema Sex darf sich endlich wieder ausdehnen in den Raum der Welt überhaupt. Wo Ekstase und Leiden gleichzeitig gefühlt und erlebt werden, löst unser Nervensystem das Leiden auf.

Zweitens: Der Kontakt zu Sexpartnern

Während unsere sexuelle Matrix von pechschwarzen SM-Dungeons mit entfesselten Gewaltorgien fantasiert, sieht die Realität und Praxis der Flügelmenschen der Erde vollkommen anders aus. Nirgendwo habe ich mehr Kommunikation, mehr Fürsorge und reifere Gespräche über Sex erlebt als im Flügelsex der Erde.

Die Grundsätze und Richtlinien der BDSM-Communitys über eigene Grenzen, Selbstliebe, Sicherheit und Verantwortung gehören zu den ausgereiftesten überhaupt. Kaum ein Sex ist so elaboriert, so fein abgestimmt und so wachsam präsent miteinander wie Flügelsex der Erde. Dieses Element der Ekstase bringt das höchste Maß an Verantwortungsbewusstsein und Feingefühl in die Themen »Sicherheit« und »Grenzen« beim Sex.

Falls Sie sich jemals gefragt haben, ob mit BDSMlerinnen etwas nicht stimmt und ob ihre Neigungen nicht ein Zeichen für eine irgendwie traumatisierte oder kranke Sexualität seien: Das wurde tatsächlich mehrfach wissenschaftlich untersucht. Ergebnis: Flügelmenschen der Erde sind die psychisch gesündesten, stabilsten, resilientesten und sexuell verantwortlichsten Menschen, die in unserer sexuellen Welt herumlaufen. Wenn wir von Gesundheit sprechen wollen, könnten wir uns eher fragen, was die anderen Elemente vom Flügel der Erde lernen sollten.

SEXDEFINITION

Für den Flügel der Erde beinhaltet »Sex« das ganze Universum dessen, was ihre sexuelle Energie Richtung Schwarm in Bewegung setzt: jedes Setting, jede Handlung, jede Begegnung und Geste, Inszenierung und Stimulation, die einen unterdrückten Aspekt der sexuellen Matrix auf die Erde bringt, ihn sichtbar und erfahrbar macht und dadurch eine geballte Ladung Energie freisetzt. Wenn diese Energie dann hinüberströmt in den immer größeren Raum der sexuellen Ekstase, der geschmolzenen Zeit, der Befreiung von Alltag und Identität und des grenzenlos weiten Bewusstseins, dann ist das Flügelsex der Erde. Diese Definition von Sex umarmt natürlich auch das, was unsere sexuelle Matrix unter Sex versteht, aber sie beinhaltet noch so viel mehr.

Orgasmustypen

Für Flügelmenschen der Erde ist »Orgasmus« oft so viel mehr als ein Kulturorgasmus. Es ist eher ein veränderter Bewusstseinszustand, das Wiederfinden eines inneren Erlebens, das im Staub und Druck der Alltagswelt verloren gegangen ist. In sexuellen Settings tauchen Flügelmenschen unter den Schaum der Oberfläche und finden dort den berühmten »Subspace«, das Gefühl von tiefstem Loslassen, die Auflösung von Raum und Zeit. Je tiefer sie ins Spiel eintauchen, desto mehr schaltet sich eine umfassende, ganzheitliche Ekstase frei.

Am besten lässt sich dieses orgasmische Gefühl beschreiben als eine ganzkörperliche Erfasstheit, die ein Gefühl von Empowerment hinterlässt. Der energetische Starkstrom strömt in den ganzen Körper und vermittelt das Gefühl unbedingter innerer Freiheit. Es ist ein Zustand jenseits von Orgasmus oder Nichtorgasmus. Es ist ein Zustand ultimativer Weite und innerer Stärke. Ich habe Frauen erlebt, die unscheinbar, schüchtern und gestresst das Spielfeld betraten und die nur wenige Settings später wie strahlende Königinnen davonschwebten.

DIE GESCHENKE

Sosehr die BDSM-Szene von der Gesellschaft missverstanden, verurteilt und beschämt wird, sosehr sind Flügelmenschen der Erde diejenigen, die mit ihrer Art, Sexualität zu leben, dem Kollektiv den größten Dienst erweisen. Sie spüren die strukturelle Gewalt dieser Kultur und lösen deren Spuren in einer radikalen Weise: durch Verkörperung.

Das halte ich für *die* Heilung unserer sexuellen Matrix. Warum? Na ja, wir können lange dasitzen und lamentieren, wie viel Lust und Orgasmus wir verpassen, indem wir uns für unseren Sex zu schämen lernen. Es ändert aber nichts, denn Einsichten hin oder her: Scham, Schweigen und kollektive Decken aus Schuld liegen viel tiefer in unserem Nervensystem eingegraben, als wir sie mit unserem kleinen Verstand erreichen könnten.

Kollektive Schattenthemen können wir nicht lösen durch kluges Gerede. Wir können sie nur lösen durch die paradoxe Intervention einer energetischen Bejahung. Diese selbstbestimmte »Konfrontation« mit dem Schatten, dieser proaktive, direkte Umgang mit dem Trigger bringt jene energetische Entspannung, die wir in allen Diskussionen und klugen Büchern vergeblich suchen werden. Dringend müssen wir in dieser Kultur der Verkörperung wieder den ersten Rang einräumen, dem Spüren und dem gefühlten Kontakt zum Thema, statt unseren abgehobenen gelehrten Kommentaren aus der Distanz.

Hier haben die Flügelmenschen der Erde einen himmelweiten Vorsprung: Sie kennen die Energie, die in dem kollektiven Thema verborgen und gespeichert ist, und sie zapfen diesen Speicher an in einer Weise, die ihn sogar lustvoll macht!

In meiner Arbeit bezeichne ich diese Strategie als *Umschöpfen in die Ekstase*. Gefrorene, vermiedene, verdrängte Traumaenergie wird geschmolzen in der Inszenierung, Lust und Schmerz begegnen sich, Verbot und Vertrauen verschmelzen, Gefahr geschieht in Sicherheit, Angst wird ersehnt und die vorher im Tabu gehaltene Energie wird fortan automatisch in die Ekstase fließen. Eine Schattenschicht weniger. Hurra!

Natürlich ist das für Flügelmenschen der Erde großartig, weil sie in diesen Zuständen entrückter Ekstase versinken und sich regenerieren können wie kaum ein anderes sexuelles Element. Es ist aber auch für alle anderen Elemente großartig. Denn was passiert, wenn Tausende und Millionen Menschen sich regelmäßig in BDSM-Clubs treffen? Was passiert, wenn alles, was mit Ladung, Scham und Schuld belastet ist, durch sexuelle Ekstase transformiert und in die kraftvollste Energie umgewandelt wird, die uns als Menschen zur Verfügung steht – sexuelle Energie, pure Lebensenergie? Was passiert, wenn sich Menschen in SM-Stammtischen und Internetforen weltweit vernetzen? Genau: Sie etablieren eine neue kollektive sexuelle Selbstliebe, der sich alle Menschen umso leichter zugehörig fühlen können, je mehr Menschen ihnen den Weg dahin bereiten. Es ist das simple Prinzip dessen, dass wir Menschen uns als instinktive Rudeltiere all das leichter erlauben, was eine kritische Masse um uns herum ebenfalls vertritt, und dass uns all das unendlich schwerfällt, womit wir uns mutterseelenallein fühlen.

Dieses Prinzip der kritischen Masse ist übrigens eine der größten Kräfte, durch die unsere gegenwärtige sexuelle Matrix so hartnäckig ist. Weder ist sie intelligent noch schwer zu durchschauen, weder hat sie die Wissenschaft noch die Liebeskunst auf ihrer Seite; sie sitzt deshalb so fest, weil ihr fast alle Menschen folgen, in fast allen Aspekten ihres Sexlebens.

An genau den Knackpunkten eben dieser Matrix den Hebel anzusetzen und einen kraftvollen Gegenstrom in die Ekstase anzuzetteln, das wuchtet jedes einzelne Mal eine ungeheure Masse raus aus der kollektiven schlechten Gewohnheit und rein in unerhört neue Bahnen zur Freiheit. So verwandeln Flügelmenschen der Erde nicht nur für sich selbst, sondern für uns alle die sexuelle Schuld und Scham ihrer Kulturen in Lebendigkeit, Akzeptanz und Selbstliebe.

Flügelmenschen der Erde sind eine sexuelle Avantgarde, die mit jeder Playparty ernsthafte sexuelle Schattenarbeit leistet und ein Stück kollektive Heilung unserer sexuellen Matrix bewirkt. Ich beschreibe Flügelmenschen der Erde durch ihr sexuelles Design gerne als eine vibrierende Akupunkturnadel für unsere sexuelle Matrix: positioniert, wo das Kollektiv feststeckt, um dort mit der Kraft der eigenen Schwarmintelligenz den starren sexuellen Panzer der Außenwelt aufzuweichen und abzuwaschen.

Jede wache, bewusste, glückliche und ekstatische sexuelle Begegnung im Kosmos Flügel der Erde befreit uns alle von einem Stück der sexuellen Matrix. Auch wenn sie es nicht bewusst machen: Flügelmenschen der Erde bewegen unweigerlich die Brocken unseres Schattens und transformieren sie. Denn die Freiheit und Kreativität ihrer sexuellen Spiele ist so grenzenlos wie der Fundus unserer kulturellen Motive und Prägungen. So schenken sie unserem Sex den ganzen Kosmos der Schöpfung zurück.

DIE GESCHENKE AN SEXPARTNER

Flügelmenschen der Erde haben meist eine Geschichte der tiefen Selbstverleugnung hinter sich – von der Unkenntnis ihrer eigenen

Sexualität bis hin zu Scham und Selbstverurteilung für ihre aufkeimenden »merkwürdigen« Neigungen. Wenn das Versteckspiel aufhört und sie beginnen, sich selbst ernst zu nehmen, reißen sie den Himmel auf – und das nicht nur für sich selbst. Die Befreiung aus Erwartungen, sexuellen Normen und kultureller Doppelmoral ist sicher eine der härtesten Schulen, die man in dieser Welt durchlaufen kann. Aber wer das schafft, verkörpert tiefe Selbstliebe und eine unbedingte innere Freiheit. Ihr Wissen darum, dass wir alle die Schallmauern aus sexuellen Tabus durchbrechen können, ist wie ein heilsamer Flächenbrand. Der Umgang mit einem solchen Menschen ist pure lebendige Inspiration – von intimen und intensiven gemeinsamen sexuellen Settings mal ganz zu schweigen.

Wache, befreite Flügelmenschen der Erde verkörpern eine Ruhe, Reife und Toleranz, die ich nirgendwo sonst erlebt habe. Und ich habe etliche Menschen kennengelernt, die sich allein deshalb in SM-Kreisen bewegen, weil sie die unerschrockene Offenheit und Toleranz der Szene schätzen, obwohl sie selbst beim Sex am liebsten das Licht ausknipsen und sich die Decke über den Kopf ziehen.

Flügelmenschen der Erde reden nicht nur von sexueller Verantwortung, sie verkörpern sie. Sie handeln brenzlige Situationen mit einer Souveränität, die nur durch Erfahrung entsteht. Sie kennen Intensität und surfen in ihr, statt sie zu meiden.

Ein weiterer Schritt in der Heilung unserer sexuellen Matrix ist die präzise und geduldige Kommunikation über Sex, die der Flügelmensch der Erde kultiviert. Je komplexer oder riskanter ein Setting ist, desto mehr Zeit und Sorgfalt wird darauf verwendet, miteinander zu sprechen: davor, währenddessen und – ganz wichtig – danach. Letzten Endes führt das dazu, dass wir alle über jede Form von Sex komplexer, mutiger und authentischer zu sprechen lernen. Jedes Fragen, jedes Safeword, jede Antwort und jedes Zeichen im Universum Flügelsex der Erde fließt in die neue kollektive Gewohnheit, dass Sex Kommunikation ist und essenziell unsere Sprache braucht, auf allen Ebenen.

FLÜGEL DER ERDE IN DER MATRIX

Die sexuelle Matrix ist keine zufällige, keine harmlose und keine willkürliche kulturelle sexuelle Gewohnheit, sondern sehr präzise der kollektive sexuelle Schatten. Sie ist alles, was wir unterdrücken, verdrängen, ablehnen und leugnen. Sie ist die Summe der missbrauchten Kinder, der sexuellen Begegnungen, die nicht freiwillig geschehen, die Summe der nicht gebeichteten Seitensprünge, der nie gehörten Geheimnisse, der Folter und Scham, der Schuldgefühle, der Bestrafung für Freiheit und der Tabus rund um Sex.

Stellen Sie sich vor, Sie laufen durch eine Welt in eben dieser Matrix und Sie sind einfach ein Teil dessen: eine taghelle, vernünftige Wohlstandswelt, die ihre Sexualität kultiviert und die sie höflich und gesittet in ihren ehelichen Schlafzimmern abwickelt. Alles ist wohltemperiert, übersichtlich und gebildet. Nur das Brausen der Ekstase ist verloren gegangen.

Plötzlich tauchen diese Menschen auf, deren energetisches Genie noch wittert, wo wirkliche Intensität, die wilde Ekstase, die echte Kraft für Veränderung und Freiheit geblieben sind. Plötzlich gibt es Menschen in Ihrem Umfeld, die genau das sexuell anzapfen, was Sie selbst und alle anderen fürchten, vermeiden und verdrängen. Das sind die Flügelmenschen der Erde. Und jeder Außenstehende, jeder Teil dieser wohlerzogenen Wohlstandskultur wird den Flügelsex der Erde verurteilen in dem Maße, in dem er vor dem kollektiven sexuellen Schatten selbst davonläuft.

Das heißt: Flügelmenschen der Erde bekommen das kollektive Urteil mehr zu spüren als alle anderen Elemente der Ekstase. Sie sind nicht nur direkt damit verbunden, was verdrängt wird, sondern auch damit, dass es verdrängt wird. Denn als Träger und Ausdruck des gesellschaftlichen Schattens werden sie selbst verdrängt, als Ausnahmen gehandelt, als Opfer betrachtet, als Täter dargestellt und als düster, krank oder unreif fantasiert – von einem sexuellen Mainstream, der nicht merkt, dass er verdrängt. Wenn Flügelmenschen der Erde es mal wagen, sichtbar zu sein, werden sie verwickelt in den Abwehrzauber, sie müssten sich nun erklären – statt dass sich eine Welt zu erklären begänne, die all diese sexuellen Schattenanteile kreiert hat – und jeden Tag weiterhin kreiert.

Solange Flügelmenschen selbst noch in der Matrix gefangen sind, haben sie häufig nicht die leiseste Ahnung davon, was ihre eigene Sexualität tatsächlich ausmacht. In unserer unterkühlten sexuellen Kultur eine Situation, die auch jahrzehntelang nicht auffallen muss. Wer weiß, wie viele Menschen in einem sexuellen Dämmerzustand leben. Oft sind es pure glückliche Zufälle, die einzelne Menschen wachküssen. Die meisten Entdeckungsreisen in den Flügel der Erde beginnen durch solche erotischen Zufälle.

Ein junger Mann erzählte mir von einer alten Schulfreundin, die er nach Jahren wiedersah: Sie hatte einen SM-Porno-Channel gestartet und zeigte ihm ein Video, in dem sie sich selbst mit einem Riesendildo anal penetrierte. »Das hat mich so angemacht wie noch nie irgendwas. Hab vorher nichts annähernd so Geiles gesehen. Seitdem hat es klick, klick, klick gemacht in meinem Sexleben«, erzählte mir der Mann, und sah immer noch sichtlich schockiert aus.

Und eine Retreatteilnehmerin von mir wurde von ihrer besten Freundin mal zu einem SM-Stammtisch für Lesben mitgenommen. »Ich weiß nicht, wie ich es beschreiben soll, Ilan, aber ich schwöre dir: Ich hab mich richtig gefühlt. Zum ersten Mal in meinem Leben einfach richtig.«

Das sind die Momente der Ausbruchs aus der Matrix – gesegnete Augenblicke, in denen ein Schimmer der inneren Ekstase den Menschen wie Starkstrom trifft und nie wieder denselben Dämmerzustand erlauben wird wie zuvor. Den Flügel der Erde im eigenen Leben dann zu entfalten und zu erforschen ist wie ein mächtiger Flügelschlag durch das gesamte Leben.

Ich bin immer wieder berührt und ehrfürchtig, wenn ich erlebe, wie wach und reif Flügelmenschen der Erde sich dessen bewusst sind, dass wir tonnenweise Scham und Schuld mit uns herumschleppen. Erwachte Flügelmenschen der Erde haben die feinsten Sensoren für betretenes Schweigen und für das Vermeiden von Themen mit hoher energetischer Ladung, für Tabus, für alles Unausgesprochene und Unter-den-Teppich-Gekehrte.

Flügelmenschen der Erde sind nun mal volle Kontaktwesen. Sie haben kein Interesse an Blindheit und an Versteckspielen. Sie nehmen die Wahrheit und den realen Kontakt sehr ernst. Ihre ganze Sexualität ist ein einziges Hingucken, wo es funkt – und nicht, wo es funken soll.

Die meisten Flügelmenschen der Erde nutzen für ihr Kontakttalent eine enge Community aus anderen Flügelmenschen, mit denen oft eine feste, langjährige und treue Gemeinschaft existiert. Aber wirklich frei werden Flügelmenschen und wir alle erst sein, wenn es keine Clubs und Gemeinschaften mehr braucht, um sich lichthell, ekstatisch, glücklich und frei durch den Kosmos der Schöpfung zu bewegen. Wenn die strukturelle Gewalt dieser Kultur ein Ende hat. Wenn die sexuelle und kulturelle Matrix sich aufgelöst hat.

DAS IDEALE SEXUELLE SETTING

Ekstase ist ein Gesamtkunstwerk aller Elemente. Sie ist die Alchemie aller Qualitäten im Tanz miteinander. Wenn Sie ein Flügelmensch der Erde sind, dann ist Ihre Lernaufgabe, die Eigenschaften jedes anderen Naturelements zu nutzen, um Ihren eigenen typischen Fallen zu entgehen und um die Medizin, die wir alle füreinander sein können, wieder wachzuküssen.

1. Licht an! Nutzen Sie die Begeisterung des Feuers

Entzünden Sie in Ihrer Sexualität das Licht, die Begeisterung und das Selbstbewusstsein des Feuerelements. Es ist nicht Ihre Idee gewesen, diese sexuelle Matrix vollzustopfen mit Urteilen, Bewertungen und

Normen. Behandeln Sie Ihre sexuellen Turn-ons als das, was Sie sind: Goldminen für Ekstase und innere Freiheit.

Wie das konkret aussehen soll? Achten Sie bei allen sexuellen Begegnungen darauf, dass Sie tief in den Unterbauch atmen, dass Sie sich im ganzen Körper spüren und bewegen, und wenn Sie dazu neigen, beim Sex die Augen zu schließen, dann bitte ich Sie, Ihre Augen immer wieder willentlich zu öffnen.

Schauen Sie sich um. Schauen Sie in die Welt. Und schauen Sie als das sexuelle Wesen, das Sie sind. So wird Ihre Sexualität für Ihr Nervensystem in einer konkreten, körperlichen Weise etwas »offiziell Offizielles«.

2. Kultivieren Sie Genuss wie das Wasser

Erlauben Sie sich ganzkörperlichen Genuss. Je mehr Sie sexuellen Starkstrom durch Ihren ganzen Körper fließen lassen, desto weniger ist es Ihnen möglich, in den Gewohnheiten der Scham hängen zu bleiben. Bewegen Sie sich in sexuellen Situationen mit dem ganzen Körper, am besten in wellenartigen, raumgreifenden Bewegungen. Erlauben Sie Ihrer Energie, sich auszubreiten.

Mit anderen Worten: Lassen Sie sich von der maßlosen, schamlosen Genussbereitschaft des Wassers inspirieren. Nehmen Sie sich und Ihren sexuellen Genuss so ernst wie Sie nur können.

3. Nutzen Sie die Bewusstheit der Luft

Klare, frische Luft erkennt, dass es kein *Richtig* und *Falsch* gibt, kein *Gut* und *Böse*, kein *Mehr wert* und *Weniger wert*. Nutzen Sie die Bewusstheit der Luft, um die Filter und Nebelfelder der sexuellen Matrix zu durchschauen und um mehr und mehr Ihre sexuelle Essenz zu finden und zu feiern. Das ist insbesondere wichtig in Phasen, in denen Sie sich sexuelles Neuland im Flügel der Erde erschließen. Orientieren Sie sich unbedingt daran, wie sich ein Setting *anfühlt*, nicht daran, wie Ihr Kopf es *bewerten* könnte.

Wenn Sie die sexuelle Matrix nicht nur kognitiv begreifen, sondern auch energetisch loslassen möchten, empfehle ich Ihnen meine exklusive Audioreise zum Sexuellen Verlernen. Sie finden sie unter www.ilanstephani.com/elementederekstase, Passwort: schwarm.

SECRET SERVICE

Wenn Sie ein anderes dominantes Element haben, so beflügeln Sie Ihren geliebten Flügelmenschen der Erde:

1. Der Begegnungscode

Flügelmenschen der Erde fühlen sich sicher und willkommen, wenn Sie selbst Ruhe und Ehrlichkeit verkörpern. Das Verlassen einer Matrix aus sexuellen Sperrzonen und Verboten ist schließlich eine gemeinsame Reise. Je mehr Sie in Kontakt mit sich selbst sind, je mehr Sie Ihren eigenen Körper bewohnen, Ihre Empfindungen spüren und je aufmerksamer Sie mit Ihrer Partnerin kommunizieren, desto sicherer und kraftvoller wird der Raum, den Sie zur Verfügung stellen. Verkörpern Sie, was Sie schenken wollen! Seien Sie in Vollkontakt mit sich selbst.

Wenn die Begegnungen im Flügelsex intensiver werden: Übergehen Sie sich selbst nicht, egal in welcher Rolle. Erlauben Sie, dass die Wucht der kollektiven Themen, die Sie hier vielleicht bewegen, Sie triggert und herausfordert. Entspannen Sie Ihre Augenmuskeln (ernsthaft!) und Ihre Stirn, wenn Sie unsicher werden. Verlangsamen Sie das, was Sie tun, um mit sich selbst ebenso intim und klar verbunden zu bleiben wie mit Ihrem Gegenüber.

2. Der Berührungscode

Berührung ist unendlich viel mehr, als Körperteile aufeinanderzulegen. In der Berührung wirken wir auch mit unserer Energie aufeinander. Deshalb ist so wichtig, dass Sie in Flügelsettings Sicherheit verkörpern, denn das ist die Frequenz, die sich in jeder Geste und Berührung übertragen wird. Es ist fast paradox, wie sehr Sie Ihr eigenes Wohlbefinden beachten und fokussieren müssen, um kraftvolle, intensive Berührungen geben zu können.

Wann berühren Sie wo? Und welche Bereiche des Körpers? Zu all diesen Fragen gibt es so viele verschiedene richtige Antworten, wie es verschiedene Settings von Flügelsex gibt. Der eine Code für alle Settings jedoch ist: dass Sie diese Situation verkörpern, bejahen und bewohnen. Wenn Sie sich selbst richtig fühlen, haben Sie den magischen Code, den Ihre Partnerin braucht, um ihre Flügel auszubreiten und in die Freiheit zu fliegen.

3. Der Orgasmuscode

Wenn Sie jemanden begleiten in die grenzenlosen Räume der Flügelorgasmen, seien Sie die unerschütterliche Erde, die den Raum hält für das Grenzenlose. Keine Angst, das ist einfacher, als es klingt. Je intensiver ein sexueller Raum ist, je weiter ein inneres Erleben sich entfernt von unserem Alltagsbewusstsein, desto leichter kann diese Erfahrung das Nervensystem überfordern und paradoxerweise bewirken, dass die Zustände größter Freiheit fast abgespalten oder nur halb bewusst erlebt werden. Viele Schulen der sexuellen Ekstase haben daher nicht fokussiert, wie man Ekstase erreicht, sondern wie man während der Ekstase nüchtern und präsent bleibt. Ganz einfach deshalb, weil das die größere Herausforderung ist als die, wie man in die Ekstase reinkommt. Für Sie bedeutet das: Helfen Sie der vollen Präsenz und ekstatischen Nüchternheit des Flügelmenschen, indem Sie die ganze Zeit mit Ihrer Umgebung, dem Boden unter Ihren Füßen und mit Ihrem Körper gut und klar verbunden bleiben.

Nutzen Sie Ihre Atmung und die Bewegung, um ein ganzkörperliches »Ja« zu diesem Setting in den Raum zu geben. Und seien Sie sich bewusst, dass Flügelmenschen der Erde keinen Kulturorgasmen hinterherhecheln, sondern tief in ihre Schatten tauchen, in ihre Innenwelt, und dort eine Wiedergeburt erleben.

Sexy Spickzettel

Rollenspiele, Inszenierungen, das Spiel mit Macht, Dominanz, Unterwerfung, Schmerz und allem, was unsere Kultur unterdrückt, ist der Zündfunke für beflügelte Ekstase. Flügelmenschen der Erde bewirken kollektive Heilungsarbeit und dekonstruieren die Matrix.

Ihre Geschenke

Authentizität, innere Freiheit, Souveränität im Umgang mit Intensität, hohe Verantwortungsbereitschaft, klare und liebevolle Kommunikation, höchstes Engagement für Sicherheit, Selbstliebe und Grenzen, endlose Fantasie im Spiel

Flügel der Erde in der Matrix

Sie sind unsichtbar, verschüttet unter Scham, verborgen in Tabus und vor sich selbst ausgesperrt in sexuellen No-go-Zonen.

Das ideale sexuelle Setting

Das Licht und die Begeisterung des Feuers
Der Genuss des Wassers
Die Bewusstheit der Luft

Secret Service

Der Begegnungscode: Seien Sie mit sich in Kontakt.
Der Berührungscode: Sicherheit ausstrahlen
Der Orgasmuscode: Seien Sie der Boden.

FLÜGEL DER LUFT

ALLES IST MÖGLICH

Das sexuelle Luftelement bringt Bewusstheit, Reflexion und Transparenz in den Tanz der Elemente. Was könnte noch offener, noch weiter und noch freier sein? Der Flügel der Luft. Dieses ekstatische Flügelelement repräsentiert die Entgrenzung der sexuellen Kraft überhaupt – noch leichter als Luft, noch ätherischer und noch unabhängiger.

Während Luft noch den Raum füllt, in dem auch die anderen Elemente der Ekstase auftauchen, überfliegt der Flügel der Luft in einem Atemzug die ganze Galaxie. Seine Sphäre sind die Umlaufbahnen ferner Welten und die feinen Fäden, in denen der Äther durch den Kosmos fließt. Das Universum aller Möglichkeiten und das Universum aller Unmöglichkeiten, der letzte Winkel des Verbotenen und der tiefste Punkt unseres Schattens: Das ist die Heimat vom Flügel der Luft.

In diesem Bereich, wo nichts mehr festgeschrieben ist in Materie, in diesem Raum des final Fantastischen, in diesem ultimativen Quantenfeld des unbegrenzten Potenzials hat der Flügel der Luft seinen Sex. Willkommen in einer erotischen Welt, in der wirklich alles möglich ist!

DER FLÜGELMENSCH DER LUFT

Der Flügel der Luft ist das zweite Kulturelement der Ekstase. Auch hier wird der unendliche Strom sexueller Ekstase in Bewegung gebracht, indem kulturelle Motive der Turn-on sind.

Im Unterschied zu Flügelmenschen der Erde bringen Flügelmenschen der Luft ihre liebsten sexuellen Settings nicht durch körperliche Inszenierung auf die Erde, sondern bewegen sie in Fantasien. Damit haben Flügelmenschen der Luft den Code für multidimensionale, unerschöpfliche sexuelle Freiheit geknackt. Unabhängig von den Umständen können sie sich sexuell von null auf hundert bringen, allein durch die Kraft ihrer Vorstellung.

Sie nutzen dabei die Superkräfte ihrer gesammelten Aufmerksamkeit, genauso wie das sexuelle Element Luft. Aber anders als das Naturelement konzentrieren sich die Flügelmenschen nicht auf die subtilen und feinstofflichen Ebenen einer aktuellen Situation, sondern auf eine Szene, welche gerade nicht real passiert.

Oft, wenn ich den Flügel der Luft als ein eigenständiges sexuelles Element vorstelle, höre ich: »Aber sexuelle Fantasien haben doch alle.« Das stimmt. In unserer Kultur, die das Visuelle und unsere geistigen Möglichkeiten nicht nur betont, sondern direkt überreizt, werden wir alle unweigerlich »kopflastig« und wickeln unser Erleben eher im mentalen Raum ab als im direkten körperlichen Empfinden. Das betrifft den Sex wie jeden anderen Lebensbereich.

Dennoch haben Flügelmenschen der Luft ein besonderes sexuelles Talent, welches ihre Fantasien abhebt von den gewöhnlichen, beiläufigen und wenig beachteten sexuellen Vorstellungen der anderen Elemente. Der Unterschied besteht darin, *wie* sie fantasieren und was sie fantasieren. Schauen wir uns das der Reihe nach an.

»Wie« der Flügel der Luft fantasiert

Flügelmenschen der Luft haben eine extrem gute Vernetzung zwischen ihren Augen, ihrem Vorstellungsvermögen und ihren Genitalien. Sie können sich das klarmachen als ein besonders dicht und direkt vernetztes Nervensystem, welches verursacht, dass bestimmte Bilder sehr intensiv und unmittelbar als sexuelles Empfinden im Beckenraum landen.

Die Flügelmenschen der Luft, die mir von ihrer Sexualität erzählt haben, beschrieben einen augenblicklichen, komplexen, vibrierenden sexuellen Strom im Körper, den sie durch bestimmte individuelle Fantasien jederzeit triggern konnten. Wie vertraut und zentral dieses Erleben ist, das habe ich von keinem anderen Element der Ekstase je so klar beschrieben gehört wie von den rar gesäten Flügelmenschen der Luft, die sich mir dankenswerterweise anvertraut haben.

»Was« der Flügel der Luft fantasiert

Viel relevanter als die Intensität ist für den Flügel der Luft jedoch der *Inhalt* der sexuellen Fantasien, denn wie gesagt, an sich kennt jeder Fantasien. Der Flügel der Luft nutzt dasselbe geniale Prinzip wie der Flügel der Erde: Die sexuellen Fantasien greifen *kulturelles Material aus Tabu, Moral und Verboten* auf und führen es zurück in den Raum der Ekstase. Will sagen: Das Nichtsexuelle wird sexuell aufgeladen und dadurch aufgeschmolzen, sodass es zurück in den Schwarm fließt. Das macht den Flügel der Luft zum Kulturelement: das Aufgreifen, Einflechten und sexuelle Verarbeiten all dessen, was diese Kultur als ihren Schatten aufgehäuft hat.

Typische Fantasieinhalte vom Flügel der Luft sind:

- Gewalt, Unterwerfung, Folter, Schmerz, unfreiwilliger Sex
- absurde, fantastische, unmögliche, verrückte Settings, in denen Sex auf vollkommen asexuelle, unrealistische Umstände trifft
- illegale, fahrlässige, gefährliche, hochriskante, verbotene, tödliche Handlungen
- eklige, widerliche Situationen
- moralisch verwerfliche, »böse«, grob rassistische, blasphemische und sexistische Inhalte
- der gesamte Raum der Fetischwelt

Wieder also reicht nicht das Sexuelle von einem Bild an sich, um den Flügel der Luft zu einem sexuellen Flügelelement zu machen, sondern es ist die spezifische Kombination aus einem Bild oder Setting mit seiner Ladung an Tabu, Verbot und Verurteilung. Wie Flügelmenschen der Erde nutzen Flügelmenschen der Luft den Raum der kollektiven Unlust und reißen ihn entlang der eigenen sexuellen Verdrahtung zurück in die Lust.

Wie Sie schon ahnen können, hängt mit allen verbotenen und »bösen« Fantasien ein fataler Raum der Scham und inneren Verurteilung zusammen, was dem Starkstrom der Ekstase wenig zuträglich ist. Dadurch fristen Flügelwesen der Luft in unserer Matrix häufig ein vollkommen unsichtbares Schattendasein, erstickt in Scham, Angst und sexuellem Selbsthass, statt sich an ihrem ekstatischen Genius zu berauschen. Zeit für neue Zeiten der Ekstase!

SEXDEFINITION

Alles ist möglich, alles ist Sex! Flügelmenschen der Luft verfügen über den direkten inneren Zugang zu unerschöpflichen Lustquellen, denn potenziell *alles* kann der Weg zurück in die Ekstase sein. Sexuelle Fantasien, denen sich jemand ganz und gar hingibt, sind hier eine vollständige Definition von Sex.

Diese Sexdefinition stellt unsere kulturelle Norm auf den Kopf. Sie können Luftflügelsex im Bus haben, während Sie einen Einkauf erledigen oder zwischen zwei Telefonaten. Wenn Sie bitte nur ein paar Momente lang Ihre Augen schließen, sich auf Ihr Bild konzentrieren, und das Atmen nicht vergessen. Voilà! Solosex ist der viel häufigere Sex für Flügelmenschen der Luft als Partnersex. Das geschieht nicht immer ganz freiwillig (dazu kommen wir noch), ist aber trotzdem wichtig, um den Unterschied zu unserem Kulturstandard »Sex ist Partnersex« zu verdeutlichen.

Orgasmustypen

Flügelmenschen der Luft haben an sich eine geniale Schnellstraße in die ganzkörperliche Erregung parat, und damit in volle Ganzkörperorgasmen. Leider stecken sie gleichzeitig so fest in der sexuellen Matrix, dass sie dieses Potenzial kaum erleben und oft gar nicht für möglich halten.

Wenn wir aber für einen Moment ein Flügelwesen nehmen, welches frei ist von der Matrix, so sind seine Orgasmen am ehesten Energieorgasmen. Diese Energieorgasmen sind nicht unbedingt Bestandteil oder gehören fest zum Sex dazu. Manchmal sind sie kaum wichtig und ganze Sessions in Fantasien verlaufen ohne Orgasmen.

Wenn es zu Orgasmen kommt, geschehen sie autonom, indem das Flügelgeschöpf sich durch Atmung, Fokus, Bewegung und Flügelschläge immer höher in den Himmel tragen lässt. Die physische Stimulation an den Genitalien mag dabei eine Rolle spielen, ist aber oft nicht der primäre Faktor oder das Wichtigste für orgasmische Zustände. Auch das unterscheidet dieses sexuelle Element von Elementen wie zum Beispiel Feuer.

FLÜGEL DER LUFT IN DER MATRIX

Flügelmenschen der Luft sind also sexuelle Wesen, die mit einem immensen Potenzial an Ekstase gesegnet sind und deren »Einflugschneise« in die Ekstase« aus tabuisierten und an den Rand gedrängten Bildern, Rollen und Energien besteht. In diesem Sinne schenkt ihnen unsere unsinnliche Kultur den Highway in die Ekstase. Und gleichzeitig ist es eben diese Kultur, die das ganze Spiel sabotiert und erstickt.

Der Flügel der Luft schöpft, wie der Flügel der Erde, sein ekstatisches Erleben aus dem Verbotenen, Verdrängten, Riskanten, Gefährlichen, Unmöglichen und Illegalen. Die geballte Vermeidungswucht des Kollektivs ist das, was die Bilderwelt der Flügelmenschen der Luft ja überhaupt erst hervorruft. Und eben diese Vermeidung trifft die Flügelmenschen der Luft durch moralische Urteile, Projektionen, Verachtung, Ignoranz und Schuldsprüche. So erdrückt die sexuelle Matrix den Flügelmenschen der Luft förmlich in Scham und Schande für die Inhalte, die sich unser Flügelgeschöpf vorstellt und die ihm Lust bereiten.

Du beziehst Lust daraus, dir vorzustellen, dass du sexuell missbraucht wirst? Dass du jemanden erwürgst? Dass du zuschaust, wie jemandem die Haut abgezogen wird? Dass du ernierdigt wirst oder ernierdigst? Sorry, aber mit dir stimmt was nicht, sagt die Matrix. Wer auf so was steht, ist krank.

All diese moralischen Urteile schleudert die sexuelle Matrix den Kulturelementen als Nebelbombe entgegen – als Ablenkungsmanöver davon, dass die sehr viel relevantere Frage ist, weshalb wir eine Kultur kreiert haben und aufrechterhalten, in der Trauma, Vergewaltigung, Folter, Gefahr und Schmerzen zutiefst mit Sex verwoben wurden.

Um sich vor dieser Stigmatisierung zu schützen, verstecken Flügelmenschen der Luft ihre Neigungen hinter einer dicken Schamdecke. Ihre sexuellen Fantasien leben sie nur im Verborgenen und teilen sie mit niemandem. Die Folge ist, dass wir kaum ein Bild davon haben können, wie der Flügel der Luft ohne diese geballte Wucht an Scham und Urteil aussähe. Tatsächlich wissen wir über dieses Element der Ekstase bisher am wenigsten. Dieses Element ist noch unsichtbarer, noch verborgener und sogar sich selbst gegenüber noch unbekannter als das Naturelement Luft. Statt den Segen ihrer Hochsensibilität und Intelligenz zu spüren, spüren Flügelmenschen der Luft einen unentrinnbaren Käfig der Einsamkeit, der Scham und des Schweigens.

Ich weiß, die Vorbehalte gegen gewalttätige, illegale, auch nur unmögliche Fantasien sitzen tief in unserer Welt. Daher möchte ich an dieser Stelle ein wichtiges Prinzip von Ekstase aufzeigen. Ich nenne dieses Prinzip den »Weg der Energie«.

Der Weg der Energie

Der »Weg der Energie« ist das Gegenteil von dem »Weg der Worte«, den diese Kultur und unsere sexuelle Matrix vertritt. Man könnte den Weg der Worte auch den Weg der Form, der Inhalte oder der Bedeutungen nennen.

Schauen Sie, wenn ein Flügelmensch der Luft fantasiert, von einer Gruppe von Männern entführt, verkauft und verstümmelt zu werden, dann explodieren die Trigger in unserer Matrix. Warum? Weil wir auf das Bild und seine Bedeutung starren. Mit anderen Worten: Weil wir uns verheddert haben im Weg der Worte.

Die Inhalte von sexuellen Fantasien sind jedoch nicht interessiert an dem Gut oder Schlecht, an der politischen Bedeutung oder Botschaft einer Kultur. Sie sind interessiert daran, die Energie eines bestimmten Bildes zu nutzen, indem sie das Bild lösen aus seiner starren Form und zurückschmelzen in den entgrenzenden, ausufernden Strom der Ekstase.

Noch einmal, denn damit steht und fällt der ganze Clou von Flügelsex: Ein gefrorenes Moment der Kultur wird genommen, in dem Flussbett eines individuellen Nervensystems erotisch erwärmt, eingeschmolzen und zurückgebracht in die Ekstase.

Will sagen: Diese Fantasie bedeutet »Highway für sexuelle Energie«. Jede Fantasie bedeutet »Highway für sexuelle Energie«. Das gilt für die Vergewaltigungsfantasie, es gilt für den Sex mit einem pink Einhorn in meinem Vorgarten, es gilt für die Vorstellung von Candle-Light-Dinners und von verliebtem Sex am Strand. Was bedeuten diese Bilder? Eine Ladung Energie. Manche mehr, manche weniger, für manche Menschen mehr, für andere weniger. Flügelauftritte der Ekstase geschehen dort, wo Bilder nicht nur irgendwie auftauchen, sondern spezifisch mit Schattenenergie gefüttert wurden – verdrängt, verschwiegen, tabuisiert, verboten und verheimlicht.

Kein Bild ist »besser«, »richtiger«, »erotischer« oder »safer« als das andere. Für die Ekstase ist der Inhalt des Bildes irrelevant. Relevant ist nur die Energie, die das Bild im Körper entfesselt. Das ist der Unterschied zwischen dem Weg der Worte und dem Weg der Energie. Diese Kultur überschätzt die Rolle der Worte und unterschätzt die Rolle der Energie. Hier mit Moral anzukommen, ist schlicht und ergreifend ein Kategorienfehler. Die einzig interessante Frage ist: Lassen wir unsere Energie fließen, oder halten wir sie zurück?

So, und hier landen wir wieder beim Flügelwesen der Luft: Es hält die Energie zurück, solange es in der Matrix festhängt. Sein Supertalent, die leichte Erregbarkeit und der zuverlässige Zugang zu Lust nützt ihm wenig, weil es sich nicht erlaubt, sich dem Weg der Energie wirklich hinzugeben. Es hält die Energie derart zurück, dass es für sich selbst unsichtbar bleibt, aber auch für alle anderen.

Ich sehe es als echte Forschungsaufgabe von allen Elementen der Ekstase, hier Licht ins Dunkel zu bringen und diese sexuellen Blitzwesen zu erhellen, zu beleuchten und zu feiern. Tatsächlich zeigten alle Flügelmenschen der Luft, mit denen ich bisher gesprochen habe, eines oder mehrere Symptome tiefer Scham über die gesellschaftliche Abwertung ihrer Sexualität. Diese Symptome sind:

1. Körperliche Verkrampfung

Unter Scham reduziert sich unsere Energie, die Körperhaltung beugt sich, wir atmen flacher, die Stimme ist leiser und schwächer und unser Blick weicht aus. Diese »energetische Signatur« habe ich immer wieder erlebt, wenn sich Flügelmenschen der Luft zu ihrer Sexualität äußerten, aber von der Außenwelt spürten: So bist du nicht richtig.

2. Gedankenkreisen um das »Wieso Weshalb, Warum«

Fast alle Flügelmenschen der Luft hinterfragen früher oder später ihre Fantasien und suchen nach Gründen, warum sie auf die Bilder stehen, auf die sie stehen. Ein klassisches Beispiel sind Frauen mit extremen Unterwerfungsfantasien, die alles Mögliche unternehmen, um herauszufinden, ob sie ihre Fantasien haben, weil sie als Mädchen sexuell missbraucht wurden. Ich habe andere Frauen kennengelernt, die sich Szenen aus dem Mittelalter oder anderen Zeitaltern vorstellten und die aufgrund dessen davon ausgingen, dass das Erinnerungen an ein früheres Leben seien.

Wohlgemerkt: Ich sage hier nicht, es seien keine Erinnerungen an frühere Leben. Ich sage auch nicht, dass frühe sexuelle Traumata nicht zu späteren sexuellen Fantasien führen können, die genau das reinszenieren, was der blanke Terror für das kindliche Nervensystem war. Ich sage aber, dass der Flügel der Luft eben nicht auf die individuelle, die persönliche Prägung angewiesen ist, um sexuelle Energie zu bewegen, dass also keine persönliche Erfahrung zugrunde liegen muss. Und ich sage auch, dass die Frage nach dem »Warum« in vielen Fällen nur geschieht, weil die Fantasie als solche innerlich verurteilt wird. Das macht auch eine noch so kluge und richtige Analyse zu einem verkappten Symptom unserer sexuellen Matrix: Wer auf etwas steht, das nicht »richtig« ist, muss sich erklären und rechtfertigen, statt sich genießen zu dürfen. Ich nenne das die »antiekstatische Rechtfertigungsnummer«. Es ist nicht Ihre Schuld, wenn Sie sich das angewöhnt haben. Aber im Namen der Ekstase: Hören Sie auf damit.

Lassen Sie sich von mir ins Gewissen reden und genießen Sie die energetischen Effekte Ihrer verdächtigen Fantasien mit Leib und Seele. Wenn Sie danach noch Zeit und Kraft haben, dann denken Sie von mir aus auch darüber nach, warum sich ein bestimmtes Bild so göttlich sexy für Sie anfühlt. Aber die Reihenfolge ist definitiv die, die ich hier vorschlage. Erst das Vergnügen, dann die Arbeit. Bitte nie wieder andersrum.

3. Abwertung von Solosex

Obwohl Solosex für den Flügel der Luft super ist, glauben Flügelmenschen oft dem kulturellen Paradigma, dass Partnersex der bessere oder »der richtige Sex« wäre. Ihren Solosex degradieren sie dadurch zum Ausweichprogramm. Tragischerweise entgeht ihnen gerade deshalb, wie frei und souverän sie sich im Solosex ausdehnen können.

Flügelmenschen der Luft haben oft mehr Solosex als Partnersex, und das aus zwei Gründen: Erstens sind sie mit ihrer sexuellen Fantasie am wenigsten gestört durch die Außenwelt, wenn sie allein sind. Und zweitens springt häufig die Scham an, wenn sie sich im Partnersex in innere Welten vertiefen, aber spüren, dass sie das verheimlichen müssen, um ihre Partnerin nicht zu kränken. Beide Gründe können dazu führen, dass im Laufe der Zeit immer mehr der Solosex in den Vordergrund rückt.

Nun ist die Scham vor einer Partnerin eine Verwicklung mit der Außenwelt, und es wäre wundervoll, wenn sich dieses emotionale Risiko entspannen würde, sodass auch Partnersex wieder als zutiefst sicher und frei erlebt wird. Aber der erste Grund – die Tatsache, mit sich selbst perfekt allein sein zu können – entspringt einer extrem intimen Beziehung zu der eigenen Innenwelt, und diesen Grund für Solosex darf jedes Flügelwesen der Welt feiern und lieben, statt den Solosex zu degradieren!

4. Erschöpfte Orgasmen und Leiden an Pornokonsum

Wenn Solosex zum Ausweichmanöver wird, kann er im Extremfall auch zu einer sexuellen Selbstisolation führen. Dann wird das Sexleben eines Flügelmenschen schnell zu einer Abwärtsspirale aus automatisierten Orgasmen und immer verzweifelterem Energieverlust. Einige mutige junge Männer haben mir in diesem Zusammenhang von zwanghaftem mehrfachem Ejakulieren pro Tag erzählt, und die Unfreiheit und Anstrengung dieser Gewohnheiten sprach aus jeder Zelle ihres Körpers. Klassischerweise greifen Flügelmenschen der Luft spätestens dann auf Pornos zurück.

Damit wir uns hier nicht missverstehen: Nicht Solosex, nicht Porno, nicht einmal viel Porno oder extremer Porno sind dabei an sich das Problem, sondern dass das auslösende Moment für diese sexuellen Gewohnheiten nicht die sexuelle Lust war, sondern die Scham in Bezug auf die eigene Sexualität. Zu ejakulieren oder sich ständig in kurze Orgasmen hineinzustimulieren entspringt nicht einer Lust an der Lust, sondern einem Loswerden-Wollen der Lust.

Dasselbe sexuelle Verhalten wäre denkbar aus dem Motiv der sexuellen Selbstliebe und Feier heraus. Wie würde es sich auswirken? Es ist wünschenswert, dass wir diese Frage erforschen können, indem wir aufhören, Flügelsex der Luft zu verurteilen.

DIE GESCHENKE

Nun wissen wir schon, dass Flügelmenschen der Luft hochbegabte sexuelle Individuen mit kollektiven Antennen sind: Wo steckt die Energie fest? Wo wurde sie in Moral, Vorurteilen und mentalen Sperrzonen eingekapselt und verloren?

Der Flügel der Luft spürt all die Goldminen unserer sexuellen Schatten auf und wirft sich mit dem eigenen Nervensystem dem entgegen. Seine Fantasien brechen durch alle Schallmauern des Verbots, der Tabus, dessen, was alle anderen sich nicht vorstellen oder gänzlich unterdrücken, und blicken ins Herz der puren Intensität. Und da nichts so viel Intensität bereithält wie das, was wir verdrängen, fürchten und mit Trauma beladen, ist der kollektive Schatten eben das, was die besten sexuellen Turn-ons bietet.

Ich vergleiche das gern mit einem sexuellen Blitzeinschlag: Aus dem Nichts, aus einem Nachthimmel heraus, der für andere Elemente einfach nur dunkel ist, zaubert der Flügel der Luft eine ekstatische Himmelsleiter, die schneller als Licht ins Zentrum des Erlebens schießt.

»Oh, alles ist Sex!« Jene sexuelle Intensität, nach der wir uns alle verzehren, solange wir in der sexuellen Matrix feststecken, wird in den Bruchteilen eines Wimpernschlags wieder sichtbar. Schöpfung, pure Schöpfung zuckt durchs Universum. Wir fliegen aus dem kleinen Spiel unseres Dramas und rauschen in den großen Raum des Kosmos.

Dieser weltumspannende, alles umarmende Flügelschlag, das ist der Flügel der Luft. Ungehindert aller Konventionen, Erwartungen, Muster und Vergleiche ein sexuelles Wesen, welches das Herz des Orgasmus in jedem Winkel der Welt wieder aufspüren kann. Wie sollte es anders sein? Auch dieses Flügelelement bringt uns individuelle und kollektive Geschenke.

Geschenke an die Sexpartner

Der Flügel der Luft trägt in sich eine extrem klare und wache Erinnerung an die Urintensität von sexuellem Starkstrom. Wenn absolut jedes Bild und jede Geschichte potenziell Ekstase auslösen kann, dann ist das Herz der Geilheit das Herz der Energie überhaupt. Wie gesagt: »Alles ist möglich – alles ist Sex!« Durch diese fantastische Begabung für Fantasien haben Flügelmenschen der Luft den Zugang zu einem vollkommen schamfreien Raum – solange sie sich vor der sexuellen Matrix hüten.

Ein Beispiel: In »Hardcore Embodiment«, einem meiner Onlineformate für Männer zum Thema Pornos, geht es darum, die sexuelle Intensität von Pornos so sehr körperlich zuzulassen, dass das Bild selbst an Kraft verliert und dass das Nervensystem durch Pornos an Energie gewinnt. Ja, Sie lesen richtig: *durch* Pornos Energie gewinnen.

Die Resultate sind jedes Mal erstaunlich. Viele Teilnehmer berichten innerhalb kürzester Zeit, wie sie den Porno energetisch quasi »überholen«. Die äußeren Bilder, von denen sich viele Männer abhängig gefühlt haben, entpuppen sich nur als Sprungbrett, als Vorlage für das Aktivieren der inneren Intensität. Sobald Menschen diesen sexuellen Starkstrom in sich selbst wieder erwecken lernen, verstehen sie, dass die äußeren Momente von Konsum und Droge ihnen nur den Weg nach innen wieder ebnen wollten. Dann verliert die Abhängigkeit von der Droge an Kraft und der Porno an Stellenwert. Es geht also nicht darum, auf den Porno zu verzichten, sondern darum, das Kopfkino überzuführen in die Körperlichkeit.

Überhaupt ist das Fallen der Schamdecke das Schlüsselmoment für den Flügel der Luft. Sobald das passiert, klärt sich das eigene Selbstverständnis und macht einer natürlichen sexuellen Selbstliebe Platz. Dann schalten sich die erstaunlichen Talente dieses Elementes endlich frei: dass das Nervensystem den inneren Schwarm präzise und vertraut orchestrieren kann, allein durch die Kraft der Vorstellung.

So gesehen tragen Flügelmenschen der Luft eine grenzenlose, unendliche und unerschöpfliche sexuelle Freiheit in sich. Sie können sexuell erleben, was sie wollen, wann sie wollen und mit wem sie es wollen, sind aber gleichzeitig völlig unabhängig von der Außenwelt und sexuell autonom.

Wenn Flügelmenschen der Luft erwacht sind, geben sie auch ihren Partnern die Erlaubnis, genau so zu sein, wie sie sind. Sie bringen bedingungslose Liebe, Annahme und Akzeptanz für absolut alles in den Sex. Ihre Medizin ist die radikale Ehrlichkeit, die Freiheit von Tabus, ein sicherer Raum der authentischen Begegnung, der Transparenz und der glasklaren Kommunikation.

Wenn jemand selbst so weit gegangen ist, um sich aus der sexuellen Selbstkritik zu befreien, dann ist dieses Wesen eine wandelnde Inspiration für alle Menschen, denen es begegnet. Es verkörpert den Mut, zu sich selbst zu stehen. Es verkörpert die Lust daran, nicht normal zu sein. Es verkörpert den unendlich heilsamen Raum urteilsfreier Begegnungen. Befreite Flügelmenschen der Luft sind die ideologiefreisten Liebhaberinnen, die glücklichsten Partner und sexuelle Wesen, die der ungefilterten Intensität ihre Unschuld zurückschenken. Sie bringen die absolute Erlaubnis der skurrilsten Gedanken und Wünsche zurück in den Sex.

Wenn der kostbare Raum aufgeht, in dem Flügelmenschen der Luft ihre sexuellen Fantasien sogar mitteilen können, fliegen bei allen anderen Kubikmeter von Scham, Schuld und eigenes Verstecken weg. Und da Scham und Schuld die Kontrafrequenzen zu Lust, Orgasmus und Ekstase sind, ist die glasklare Transparenz der Flügelmenschen der Luft *die* Medizin nicht nur für ihre Sexpartner, sondern für die gesamte sexuelle Matrix.

Die Geschenke an alle

Beide Kulturelemente der Ekstase bewirken einen energetischen Shift weg von der Matrix und rein in die Freiheit. In einem Bild gesprochen: Der Flügel der Luft »tanzt« mit jeder Fantasie mental hin und her zwischen dem verbotenen Raum des Tabus und dem freien Land der Ekstase. Wenn eine kritische Masse an Menschen einen neuen, mutigen, tabuisierten Gedanken eben doch denkt, wird dieser Raum der inneren Freiheit größer und zugänglicher für alle.

Dafür ist nicht ausschlaggebend, dass die Flügelmenschen Inhalte ihrer Fantasien auf dem Marktplatz ausposaunen. Wichtig ist nur, dass sich ihre Gehirne in die verschwiegenen Gebiete hineinbewegen. Dadurch geschieht jenes schrittweise »Umschöpfen in die Ekstase«, welches auch der Flügel der Erde bewirkt, nur auf der mentalen Ebene. Es ist das Ausleeren der kollektiven sexuellen Scham, mehr mit jedem Mal, dass es einem Flügelwesen gelingt, seine Fantasien zu bejahen, zu beatmen und als Starkstrom in sich fließen zu lassen.

Flügelmenschen der Luft sind der lebende Beweis dafür, dass das Denken von Gedanken nicht rein mental, abstrakt und blutleer ist, sondern sehr wohl reale Energie bewegt. Letzten Endes baut sich dadurch die Berührungsangst mit brisanten Themen und die Hörigkeit von uns allen ab, was die geistigen und energetischen Sperrgebiete unserer sexuellen Matrix betrifft.

DAS IDEALE SEXUELLE SETTING

Ekstase ist ein Gesamtkunstwerk aller Elemente, die Alchemie aller Qualitäten im Tanz miteinander. Als Flügelmensch der Luft ist Ihre Lernaufgabe, die Eigenschaften jedes anderen Elements zu nutzen, um Ihren eigenen Fallen zu entgehen und um die Medizin, die wir alle füreinander sein können, wieder wachzuküssen.

1. Verkörpern Sie die Begeisterung des Feuers

Lassen Sie zu, dass Ihre sexuellen Blitze einschlagen! Werfen Sie die kulturelle Moral über Bord und erlauben Sie sich die radikale Begeisterung für Ihr sexuelles Talent. Jawohl, das, was Sie anmacht, darf Sie anmachen. Oh, und es *möchte* Sie anmachen! Erlauben Sie Ihren Bildern und Fantasien, Sie zutiefst zu erregen, und erlauben Sie Ihrer Erregung, sich in Ihrem ganzen Körper auszudehnen.

Wie Sie das konkret machen? Indem Sie ab sofort Ihr Solo-Sexleben kultivieren, bis es wirklich funkt, und üben, Ihre sexuelle Energie durch den ganzen Körper zu schicken. Lernen Sie, sich während sexueller Erregung mit dem ganzen Körper, in allen Gelenken, zu schütteln. Und wenn Sie das können, dann fügen Sie hinzu, tief durch den geöffneten Mund zu atmen. Ja, das ist ein bisschen Multitasking, aber das schaffen Sie schon, und immerhin ist es das beste Multitasking der Welt.

Ich kann den Wert von ganzkörperlichem Schütteln beim Sex nicht oft genug betonen. Probieren Sie es aus. Nutzen Sie dazu meine Videodemonstration (www.ilanstephani.com/elementeder ekstase, Passwort: schwarm). Dadurch wird Ihre sexuelle Kraft im ganzen Nervensystem wieder fließen, und das bringt Sie unweigerlich zurück in den Raum Ihres ekstatischen Potenzials. Sie können sich im Liegen schütteln, Sie können sich dafür hinsetzen oder hinstellen, von mir aus dürfen Sie auch auf dem Kopf stehen. Hauptsache, Ihr Körper bewegt mehr Energie als Ihr Kopf mit all seinen kritischen und verschämten Vorbehalten. Tatsächlich ist es nicht möglich, sich für sich selbst zu schämen oder sich klein zu halten, wenn man sich vehement genug körperlich schüttelt und belebt. Am besten tragen Sie sich für jeden Tag eine halbe Stunde Atem-Schüttel-Sex-Date mit Ihrer Lieblingsfantasie in den Kalender ein.

2. Zerfließen Sie im Wasserweg

Wenn Sie Ihre Sexualität als ungenügend, als merkwürdig oder gefährlich erleben, dann tragen Sie viele Schichten aus Anspannung oder Taubheit mit sich herum.

Zu den *Spannungen*: Üblicherweise betreffen sie die Augen, das Gesicht, die Kehle, den Brustkorb und Atemraum und den Unterbauch. Das Geschenk des Wassers ist, all diese Spannungen wieder aufzuweichen und zu schmelzen. Steuern Sie bewusst gegen eine verkrampfte Kehle und verspannte Augen, indem Sie vor dem Sex wilde Grimassen schneiden, mit den Augen rollen und laute, unkontrollierte Töne von sich geben. Das an sich ist bereits eine Befreiungsübung. Ja, auch diese Praxis ist vielleicht herausfordernd, aber sie ist jede Überwindung der Welt wert!

Jetzt zum Thema *Taubheit*: Die tauben Schichten betreffen vor allem die Genitalien, den Beckenraum und die allgemeine Empfindsamkeit der Haut. Hier geht es darum, diese gelernte Abstumpfung durch achtsame Berührung rückgängig zu machen.

Berühren Sie sich selbst an allen unempfindlich gewordenen Körperstellen, und *verlangsamen* Sie dort die Berührung. Experimentieren Sie mit verschiedenen Formen von Druck, Tiefe und Tempo und atmen Sie bewusst in die Bereiche, die Sie berühren. Diese simple Praxis wird im Laufe der Zeit Ihre Genitalien wieder sensibel und hochempfänglich für subtile Berührungen machen. Ein Hauch von Berührung, ein Bild im Kopf, ein Atemzug, ein Wimpernschlag – und Sie sind in Ekstase.

3. Nutzen Sie den Kontakt der Erde

Es klingt komisch, aber wenn die ganze Welt Ihnen erzählt, Ihre Fantasien seien falsch, schräg, peinlich oder gefährlich, ist Ihnen Ihre eigene Sexualität nicht geheuer. Die Medizin der Erde ist, dass Sie sich wieder sicher fühlen mit Ihrer sexuellen Energie. Kultivieren und integrieren Sie Ihre sexuelle Kraft in Ihren Alltag, statt sie mit Solosex-Quickies in Orgasmen und Ejakulationen loszuwerden.

Ihre neue Solosex-Praxis sieht so aus: Wenn Sie merken, dass Sie kurz vor einem Orgasmus sind, unterbrechen Sie die Konzentration auf Ihre Fantasien und auch die Stimulation an den Genitalien. Achtung, ernst gemeint: Springen Sie stattdessen auf und schütteln Sie sich kraftvoll im ganzen Körper. Sie können auf und ab springen, Musik andrehen und wild tanzen. Gehen Sie in eine extreme Körperlichkeit und erlauben Sie der Energie, von der Autobahn Hirngenitalien ein paar Abzweige zu finden und andere Stellen Ihres ekstatischen Nervensystems zu durchfluten.

Wenn Ihr ganzer Körper leuchtet, kehren Sie zurück zum Sex. Und wenn Sie mögen, dann wieder zurück zum ganzkörperlichen Ekstase-Schütteln. Wenn es Ihnen möglich ist, experimentieren Sie hiermit, indem Sie nicht zum Orgasmus kommen, sondern stattdessen Ihre Energie den ganzen Tag zur Verfügung haben. Auf diese Weise folgen Sie dem Weg der Energie – genauso, wie Ihr sexuelles Design es schon innerlich weiß.

Wenn Sie die sexuelle Matrix nicht nur kognitiv begreifen, sondern auch energetisch loslassen möchten, empfehle ich Ihnen meine exklusive Audioreise zum Sexuellen Verlernen, zu finden unter www.ilanstephani.com/elementederekstase, Passwort: schwarm.

SECRET SERVICE

Ihr Partner ist ein Flügelmensch der Luft? Juhu! So schaffen Sie den Raum, den er oder sie braucht, um überzufließen in der Ekstase.

Das ekstasefördernde Setting

Ihr Flügelwesen kann seine Sexualität am freiesten ausleben, wenn es allein ist. Machen Sie sich klar, dass sexuelle Fantasien beim Partnersex nicht zum erlaubten Teil der Matrix gehören. »Liebling, bist du gerade noch ganz präsent?« – »Oh, danke der Nachfrage. Nein, bin ich nicht. Ich stelle mir gerade intensiv vor, eine Hure in einem antiken Tempel zu sein.« Könnten Sie als Gegenüber mit einer solchen Antwort gut umgehen? Nein? Okay, dann lernen Sie es jetzt. Denn ein Raum solcher sexueller Erlaubnis ist das Setting, das Sie ermöglichen müssen, um die Geschenke Ihres Flügelwesens einzuladen.

Sexy Klartext: Wenn Sie mit Ihrem Flügelmenschen Partnersex haben werden, dann experimentieren Sie damit, alle Fantasieinhalte zu bejahen, die Ihrem Gegenüber helfen, in die Ekstase zu finden. Schenken Sie jeder Idee, jeder sexuellen Regung und jedem verrückten Vorschlag Erlaubnis, Erlaubnis und noch mal Erlaubnis.

Wenn der Raum, den Sie zur Verfügung stellen, so sicher ist, dass der Flügelmensch sogar Lust bekommt, die eigenen Fantasien mit Ihnen zu teilen, haben Sie den Jackpot geknackt. Diese Transparenz eröffnet Ihnen im Partnersex so ziemlich alle Türen, die es gibt. Vorausgesetzt, Sie können den Raum weiterhin halten.

Sie können Ihr Flügelwesen darüber hinaus darin imitieren, tief zu atmen, sich zu schütteln, im ganzen Körper zu bewegen und es nicht auf einen Orgasmus anzulegen. Befolgen Sie ganz einfach beim Partnersex die Tipps aus dem idealen sexuellen Setting für den Flügel der Luft. Und befolgen Sie die folgenden Tipps. Das alles ist natürlicher und intuitiver, als es jetzt klingt. Versprochen.

1. Der Begegnungscode

Der Flügel der Luft verkörpert neben seinem Talent zu berauschenden Fantasien auch die Qualität der Luft: pure Bewusstheit und große innere Klarheit. Wenn Sie einem Flügelwesen begegnen wollen, besteht Ihr Job darin, sich auf eben diese Klarheit innerlich einzulassen. Und das beginnt, Sie ahnen es schon, bei Ihnen selbst.

Wir alle werden von gewissen Dingen getriggert. Dass Ihr Gegenüber von sexuellen Orgien mit grünen Aliens träumt, mag Sie noch kaltlassen. Aber spätestens, wenn die Fantasien Themen beinhalten, von denen Sie persönlich in Ihrer Vergangenheit verletzt wurden, werden auch Sie dazu neigen, diese Fantasien zu verurteilen, statt einen Raum bedingungsloser Wertschätzung aufzubauen.

Ihr Job in Sachen Klarheit ist nun, dafür radikale Selbstverantwortung zu übernehmen und unter keinen Umständen den Weg der Energie für Ihr Flügelwesen infrage zu stellen. Das bedeutet nicht, dass Sie zu allem »Hurra!« schreien sollen. Aber Sie sollen tief atmen, bevor Sie eine spitze Bemerkung fallen lassen. Sie sollen sich bewegen, hinstellen und schütteln, statt mit Anschuldigungen oder beleidigtem Rückzug zu reagieren. Sie sollten für Ihr eigenes Gefühl von Sicherheit die volle Verantwortung übernehmen, statt sich im Stich gelassen zu fühlen von einem Partner, einer Partnerin, die sich beim Sex auf Dinge konzentriert, die gerade nicht real passieren.

Stellen Sie einen auf alles gefassten, unerschütterlichen Raum ohne Bewertungen, ohne eigene Projektionen, ohne Trigger und ohne Vorurteile bereit. Das ist die schönste Einladung, die Sie einem Flügelmenschen der Luft aussprechen können.

Übrigens: Radikale sexuelle Selbstverantwortung ist in unserer Kultur komplett unbekannt. Sie knacken also ganz nebenbei einen großen Brocken der Matrix und wachsen in Lichtgeschwindigkeit hinein in echte sexuelle Souveränität.

2. Der Berührungscode

Orientieren Sie sich in der Berührung an der Qualität der Erde. Denn Erde ist das Medizinelement für die sexuelle Luft und den sexuellen Flügel der Luft. Zur Erinnerung: Erde ist schwer, warm, körperlich und ruht mit unerschütterlicher Selbstliebe in sich. Verkörpern Sie diese innere Ruhe und Sicherheit, komme was wolle.

Der Zaubercode für die Begegnung mit Flügelmenschen der Luft ist, ihnen das Gefühl bedingungsloser Sicherheit zu vermitteln. Keine Angst, dafür müssen Sie nicht die Konflikte und Probleme der Außenwelt wegzaubern. Sie müssen aber tief und konstant mit Ihren eigenen Sinnen verbunden bleiben, ohne den körperlichen Empfindungen auszuweichen. Auch wenn es auf den ersten Blick so scheint, als hätte Ihre eigene Verkörperung nichts damit zu tun, dass sich Ihr Gegenüber sicher fühlt, sie ist der magische Schlüssel, der jedem anderen Nervensystem das Signal gibt: »Hey, diese Welt mag herausfordernd sein, aber wir sind ihr nicht unterlegen!«

Wenn sich der Flügel der Luft der sexuellen Matrix nicht länger unterlegen fühlt, ist er das erste Element, das sie überflügelt. Das ist die beflügelte Gewissheit, vollkommen richtig, ja sogar ekstatisch genial zu sein. Schenken Sie Ihrem Luftgeschöpf diese Sicherheit, indem Sie so tief mit sich selbst in Kontakt bleiben, dass jeder Atemzug, jede Bewegung und jede Ihrer Berührungen davon getragen ist.

3. Der Orgasmuscode

Ihr Flügelwesen der Luft braucht nur den ständigen Zustrom an Sicherheit von außen, um sich von inneren Wellen in orgasmische Zustände tragen zu lassen. Ihr Kunststück im Partnersex besteht also darin, eine kontinuierlich liebende, bejahende Außenwelt zu sein und gleichzeitig der autonomen Ekstase des Flügelmenschen nicht im Weg zu stehen.

Orientieren Sie sich dazu in all Ihren Bewegungen und Berührungen an der Qualität der Erde, seien Sie satt und warm mit sich selbst verbunden. Wenn Sie den Flügelmenschen anfassen, dann fassen Sie ihn wirklich an. Wenn Sie tief atmen oder stöhnen, dann seien Sie dabei körperlich und hörbar. Tauchen Sie auf, seien Sie lesbar, seien Sie real. Das vermittelt dem Flügelmenschen eine klare, verlässliche, kraftvolle Außenwelt, die gleichzeitig nicht ablenkt, indem sie bedürftig, unsicher oder zurückhaltend ist.

Kommunizieren Sie, wenn Sie wollen, explizit Ihrem Flügelwesen, dass es sich beim Sex mit Leib und Seele seinen Fantasien hingeben darf. Bejahen Sie diesen Prozess, indem Sie tief atmen und im Kontakt mit der Situation bleiben. Und dann überlassen Sie Ihren Partnersex der gemeinsamen Entfaltung auf dem Weg der Energie, indem Sie beide atmen und sich bewegen und alle möglichen orgasmischen Wellenberge und Wellentäler entstehen lassen. Erinnern Sie sich: Unter der Schamdecke ist Ihr Flügelwesen in Energieorgasmen, in Ganzkörperekstase und sexuellem Starkstrom.

Sexy Spickzettel

Flügelmenschen der Luft werden angetörnt von Fantasien und haben darüber einen extrem direkten, schnellen und zuverlässigen Weg in die Ekstase gefunden. Der einzige Nachteil: Sie verurteilen sich oft selbst dafür.

Ihre Geschenke

Grenzenlose sexuelle Freiheit, Erlaubnis für die skurrilsten sexuellen Vorlieben, Bewusstheit, Ideenreichtum und Transparenz

Flügel der Luft in der Matrix

In der Matrix ersticken sie in Scham und Schuld, fürchten sich vor ihrer eigenen sexuellen Energie und sind für andere, aber auch für sich selbst unsichtbar.

Das ideale sexuelle Setting

Das Licht und die Begeisterung des Feuers
Der Genuss des Wassers
Die Bewusstheit der Luft

Secret Service

Der Begegnungscode: ein Raum voller Liebe und Akzeptanz
Der Berührungscode: Sicherheit durch eigene Verkörperung
Der Orgasmuscode: Sicherheit durch Bejahen der Fantasien

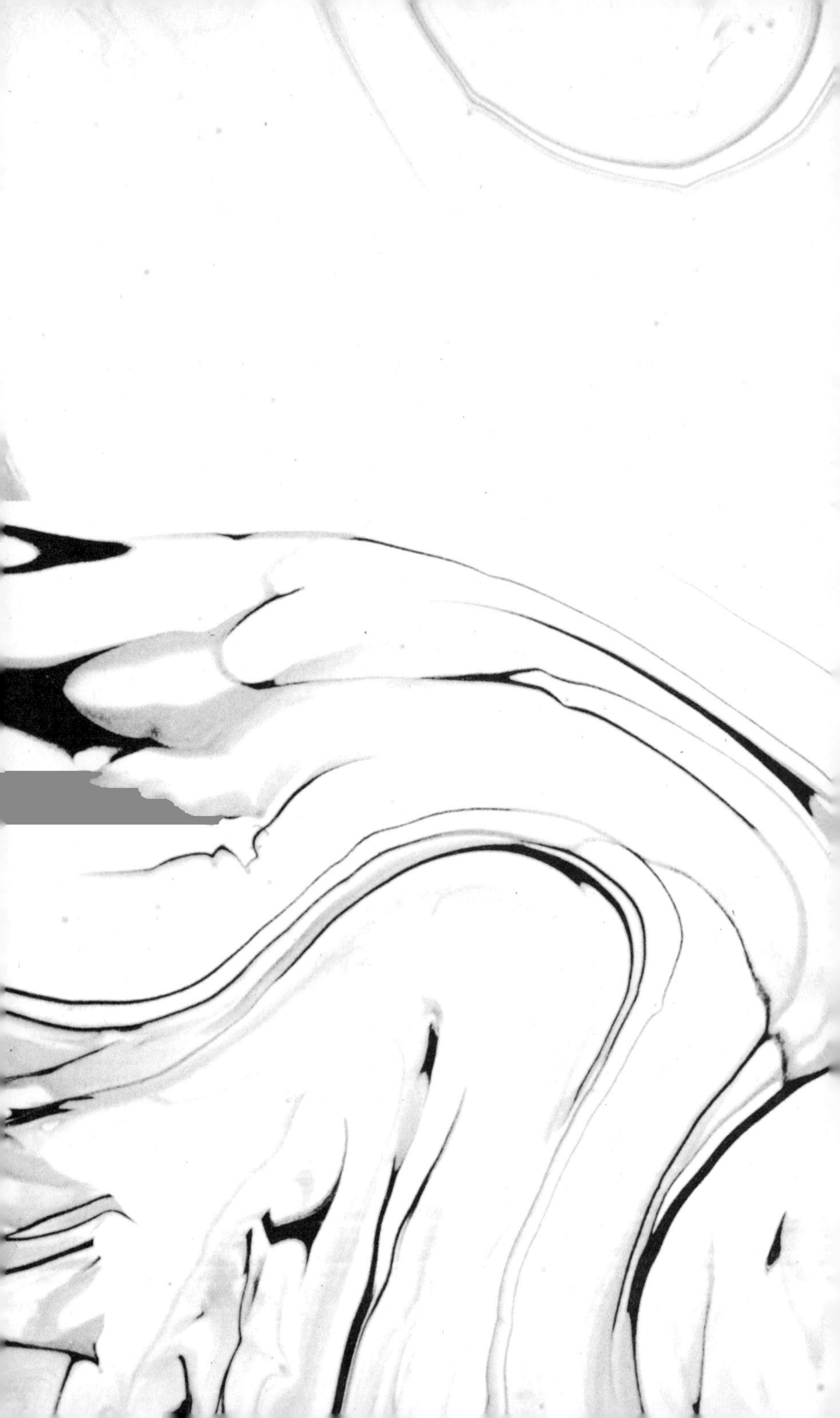

DIE HINGABE AN IHRE SEXUELLE KRAFT

Nun haben Sie eine Vorstellung von Ihrem ekstatischen Genie unterhalb der Schicht unserer sexuellen Matrix. Und Sie haben eine differenzierte, lebendige sexuelle Sprache gefunden, weit jenseits der kulturellen Norm. Die Ekstase selbst jedoch ist nur zu einem Prozent dieses Wissen. Letzten Endes ist sie pure Praxis. Eine Praxis des ständigen beharrlichen Wiederfindens. Eine Praxis der alltäglichen Disziplin. Ein feierliches Beharren: »Wie zur Hölle ist er möglich, der Himmel auf Erden?«

Mit diesem Schritt in die Praxis setzen Sie Ihren Fuß über die Schwelle. Sie verlassen die Norm, Sie verlassen Ihre Erwartungen an sich selbst und Ihren Gehorsam der Außenwelt gegenüber und bewegen sich wieder in die Richtung, die Sie innerlich am besten kennen und am besten können: Lebendigkeit.

Wenn Sie es schaffen, zu leben statt nur zu überleben, wenn Sie Ihre sexuelle Essenz feiern statt Ihr Funktionieren, dann wird die tägliche Praxis der Ekstase der K.-o.-Schlag für Ihr Leben in der Matrix. Dies ist Ihr Hebelpunkt. Setzen Sie an mit Ihrer Ekstase und Sie hebeln die Welt aus den Angeln.

Immer wieder erlebe ich, wenn ich Menschen begleite in ihrem Schritt über die Schwelle, wie intensiv und schillernd dieser Moment ist. Wie er förmlich vibriert in seiner Kraft, seinem Wagnis und seiner Bedeutung. Manchmal spült er tiefste innere Ängste nach oben.

Im Laufe der Jahre habe ich unzählige innere Vorbehalte gegen ein wirklich ekstatisches Leben zu hören bekommen – und sie natürlich auch in mir entdeckt. Es ist ein Klassiker: Sobald Sie den Hebel wirklich ansetzen, sobald die Fassaden der Matrix zu bröckeln beginnen, kommt Ihnen das Projekt Ekstase plötzlich doch nicht mehr so sexy vor.

Sie mögen sich bei dem Zweifel ertappen, ob Ekstase überhaupt existiert. Oder Sie sind sich plötzlich sicher, zu einem hedonistischen Monster zu mutieren, sollten Sie glücklicher werden. Vielleicht befürchten Sie auch, dass es Ihre Kinder traumatisiert, wenn

Sie ekstatischer leben, und dass Sie an Ihrer selbstverschuldeten Ekstase schließlich einsam, arm und obdachlos sterben werden.

Zu all diesen Befürchtungen kann man viele kluge, beruhigende Dinge sagen. Lange Jahre lang habe ich den Fehler gemacht, solche Dinge auch tatsächlich zu sagen. Mittlerweile jedoch weiß ich, dass all diese Worte nur Manöver sind, um die Ekstase länger aufzuschieben. Deshalb möchte ich Sie einladen, sich mit all Ihren Ängsten umso mehr in die Praxis zu stürzen. Wird davon die Welt aus den Fugen geraten? Probieren Sie es aus. Lassen Sie es darauf ankommen. Gehen Sie den Weg der Praxis. Gehen Sie den Weg der Erfahrung. Finden Sie es heraus.

Zu diesem Abenteuer möchte ich Sie einladen. Und wenn ich ehrlich bin, möchte ich es Ihnen näherlegen als alles andere, was Sie stattdessen tun könnten.

Ein Weg im Namen der Ekstase – das ist die Challenge. Dieser Weg wird Sie lebendiger machen, freier, kraftvoller und glücklicher. Er wird Sie aber auch herausfordern, frustrieren, zurückwerfen, kämpfen und zweifeln lassen. Denn nach so vielen Schichten der kulturellen Matrix braucht unser Nervensystem wieder Zeit, um sich in den Starkstrom der Ekstase hinein zu entspannen. Ich kenne dennoch nichts, was sich mehr lohnen würde. Werfen Sie sich dieser Herausforderung entgegen, mit Anlauf, mit Wut und Würde, und wenn es sein muss: mit entschlossener Disziplin.

Die folgenden Kapitel sind eine klare, ruhige Landkarte für dieses Abenteuer – für Ihren Solosex und, wenn Sie mögen, für Ihren Partnersex.

Oh, und danach geht der ganz große Vorhang für Sie auf. Widerstehen Sie der Versuchung, jetzt zum letzten Kapitel zu blättern. Sie werden dort ankommen, versprochen.

SOLOSEX

EKSTASE IM ALLTAG

Der Solosex war Ihr erster Sex. Wir wissen heute, dass schon Embryos im Fruchtwasser ihren ganzen Körper berühren, dass sie sich entfalten durch Empfindung und dass sie ihre Genitalien im Entstehen innig begleiten. Sie bewegen sich mit dem ganzen Körper, in dem Urozean des nährenden, schützenden Fruchtwassers. Gibt es eine schönere Form, den Flow von menschlich schwärmender Ekstase zu erleben?

Das also ist Ihr erstes Mal Solosex gewesen. Ein äußerst gelungenes erstes Mal. Deshalb sind es auch gleich viele, viele Male gewesen. Ich vermute, dieser eigene Sex hat Sie in Ihrer Entwicklung von der Keimzelle zum Säugling mehr geschaffen und gestaltet, als wir heute ahnen. Ich vermute, dieser Solosex ist direkter kreativ und schöpferisch, als wir wissen, und nach dem Zeugungssex Ihrer Eltern zentral für Ihre gesunde und ganzheitliche Entwicklung.

Hach, es ist tragisch, dass wir aus diesem Urzustand und Urinstinkt körperlicher Nahrung den kulturellen und religiösen Zankapfel der Masturbation gemacht haben. Ich kenne nur wenige Menschen, die sich ganz aus den kulturellen Fallen der Doppelmoral, des Versteckens und der Scham befreit haben, wenn es um Solosex geht. Für die meisten Menschen ist dieser primäre Sex eine versteckte Routine, die sie verschweigen.

So kann es nicht länger weitergehen. Lassen Sie uns die Geschichte verändern. Und hier ist, warum wir das tun sollten.

1. Solosex ist der stressärmste und sicherste Sex

Nach meiner Erfahrung kommen wir als Erwachsene nicht drum rum, Solosex zu kultivieren, wenn wir die Matrix abstreifen und ekstatisch leuchten möchten. Solosex zu kultivieren bringt Sie am schnellsten raus aus der Matrix und rein in den Schwarm. Denn wichtig ist dabei nur ein Mensch und nur ein Element der Ekstase: Ihr eigenes. Sie bestimmen den Rahmen, das Tempo, die Dauer, den Ort, den Inhalt, die Requisiten. Sie können sich alle Zeit der Welt nehmen, oder direkt zur Sache gehen. Ganz wie Sie wollen. Sie haben es in der Hand, Ihre Session maximal stressfrei und maximal genüsslich zu gestalten – perfekt für die perfekte Schwarmbildung.

Partnersex hingegen bringt für die meisten Menschen immer ein paar Stressfaktoren ins Spiel. Neben allem, worüber Sie sich nur Sorgen machen, wenn Sie jemand sehen und erleben kann (wie Sie riechen, ob man Ihre Cellulite sieht, ob Sie es denn »gut« machen ...), ist jede Partnerin halt ein echter Mensch, die eigene Wünsche, Bedürfnisse, Ängste und Trigger kennt und in den Sex einbringt.

All das fällt im Solosex weg. Wenn Sie mit sich sind, sind Sie der einzige Mensch, dem gegenüber Sie sich verantworten müssen. Sie sind völlig frei darin, wie Sie Ihre sexuelle Energie in Fluss bringen. Keiner Berührung der Welt vertrauen Sie so sehr wie Ihrer Selbstberührung. Damit sage ich nicht, dass Sie nicht auch sich selbst fürchten würden (wir Menschen bringen ja so einiges fertig), aber Selbstberührung bietet doch die *relativ* größte Sicherheit.

2. Sexuelle Selbstverantwortung lernen wir am besten im Solosex

Sich von der Energie des Partners in einen Raum der Euphorie mitreißen lassen? Geht beim Solosex schlecht. Das Nervensystem Ihrer Sexpartnerin kann Sie im Solosex nicht über die eigenen Ekstaselücken hinwegtragen, es kann Ihnen nicht helfen, die eigenen Untiefen zu überspringen, zu vermeiden oder sich abzulenken. Ja, das ist auch ein Nachteil. Wenn es jedoch darum geht, den eigenen Ekstaseraum zu vergrößern, ist das ein riesiger Vorteil. Sie können sich selbst nicht ausweichen, und lernen Ihre Himmelsleiter in die Ekstase minutiös kennen. Das heißt, Sie kommen im Solosex nur so weit, wie Sie Ihr eigenes sexuelles Talent entdeckt, kultiviert und die Qualitäten der anderen Elemente in Ihren Sex integriert haben. Solosex ist, wenn Sie so wollen, eine Art Biofeedback-System für Ihre Ekstasefähigkeit. Erst wenn Sie voll auf sich selbst gestellt sind, kommen Sie Ihren persönlichen Lustblockaden auf die Spur. Sie können hier nichts auf Ihren Partner schieben und bekommen so die Chance, Ihre eigenen inneren Ekstasebremsen zu finden und zu lösen.

3. Der Partnersex wird so viel besser

Zu wissen, wie wir die Ekstase in uns freischalten, und uns selbst regelmäßig sexuell zu nähren, ist *die Voraussetzung* für glücklichen Partnersex. Wenn Sie Ihren persönlichen Weg in den inneren Schwarmzustand kennen und lieben, können Sie aus sich selbst heraus schenken und müssen nicht darauf hoffen, dass Ihr Sexpartner channelt, was Sie gerade brauchen. Elementar ekstatischer Solosex ist *die* Grundzutat für mehr Selbstliebe, Sicherheit und Genuss, wenn es um Sex geht. Denn Partnersex kann unendlich viel mehr, als uns nur zu »befriedigen«. Sex will uns nicht abfüllen, er will uns erheben.

Durch regelmäßigen nährenden Solosex entkoppeln Sie auch die Themen Sex und Stress und lösen damit den gordischen Knoten der sexuellen Matrix. Wenn Ihr Nervensystem beim Wort »Sex« nicht mehr »Stress« assoziiert, sondern Loslassen, Spiel, Erholung und Freude erwartet, dann können Sie gar nicht anders, als zu explodieren vor ekstatischer Begeisterung. Und diese wundervolle Zeit können Sie jetzt auch noch teilen mit anderen Menschen? Au ja!

Mir haben unzählige Paare erzählt, eine unterschiedlich starke Libido sei ihr Problem beim Partnersex. Es gibt aber keine unterschiedlich starke Libido. Es gibt nur unterschiedlich starke Bremswirkungen auf den sexuellen Urflow, aus dem wir alle bestehen.

Und ich bin überzeugt, dass Jugendliche, wenn sie in einer Solosex-freundlichen Kultur aufwachsen dürften, weniger anfällig wären für sexuelle Traumatisierungen. Wenn sie zellulär wissen, dass Sex sich liebevoll und sicher anfühlen sollte, fällt es ihnen leichter zu spüren, in welchen Situationen das nicht gegeben ist. Sex und Stress fundamental voneinander zu lösen wäre ein immenser globaler Schritt hinein in globale sexuelle Sicherheit und Selbstliebe.

Solosex bedeutet individuell und kollektiv sexuelle Heilung, radikale Selbstverantwortung und ein weiches, glückliches Empowerment.

4. Solosex ist Freiheit

Solosex ist zwar nicht der einzige Weg, um aus dem Hamsterrad des Funktionierens auszusteigen, aber er ist ein ausgesprochen schöner Weg. Brechen Sie das kulturelle Tabu, sich keine Zeit für sich selbst nehmen zu dürfen. Und am besten brechen Sie es in einem feuerbunten Wasserrausch aus erdbebengleicher Ekstase, die Ihr altes Selbstbild durcheinanderwirbelt wie ein heilsamer Sturm.

MASTURBATION 2.0

Solosex ist zwar die sicherste und stressärmste Form von Sex, den Sie sich erschließen können, aber stress*arm* ist noch nicht stress*frei*. Wie Sie schon wissen: Auch der Solosex geht in unserer verwirrten und verwirrenden sexuellen Kultur in mentalen Nebelbomben aus Moral, Meinungen, Mythen und Scham unter.

Die meisten von uns finden es selbstverständlich, dass man beim Solosex nicht »erwischt« werden sollte, und aus einer Feier der eigenen Energie wird ein routiniertes, verstecktes und schmutziges Geheimnis. Oh, wir lassen keinen Platz für Ekstase.

Lassen Sie uns den Solosex neu definieren und das mit der eigenen Ekstase neu aufrollen. Jeder, der einmal die Erfahrung gemacht hat, wie frei, wie wild, wie abenteuerlich und wie lebendig sich sexuelle Energie bewegen kann, spürt, dass ein tiefes, regenerierendes Auftanken im Ozean der Ekstase möglich ist, und ist anschließend nicht mehr zufrieden mit der Routine.

Das ist der Solosex, den ich Ihnen wünsche. Einen, der Sie nicht nur zielsicher von A nach O führt (auch wenn das Aaah und der Orgasmus ausgesprochen schön sein können), sondern der so offen ist, dass er jedes Mal zu einer Erweiterung führt. Ein Sex, der Sie unermessliches inneres Neuland entdecken lässt, statt lediglich zu nutzen, was Sie schon kennen. Ich wünsche Ihnen einen Solosex, den Sie nicht wiederholen und nicht konsumieren können, weil er Sie jedes Mal neu an die Hand nimmt und durch neue orgasmische Landschaften trägt. Dieser Solosex ist ein friedliches und lebenslanges Abenteuer.

Wenn Sie das erforschen möchten, dann müssen Sie den energetischen Unterschied zwischen Masturbation nach Schema F und grenzerweiterndem Solosex verstehen. Bei normalem Solosex meinen wir, sexuelle Energie aufzubauen. Und ganz am Anfang tun wir das ja auch. Was aber bald darauf passiert, ist kein weiteres Erhöhen Ihres Energieniveaus, sondern das Gegenteil. Nach einer Weile des Energieaufbaus beginnen Sie automatisiert, ein höheres Energieniveau zu vermeiden. Das ist ein typischer Kulturschaden von uns zivilisierten Menschen, eine Epidemie der Ekstaseangst, mit ungefähr hundertprozentiger Infektionsrate pro Bevölkerung.

Wie werden Sie also Ihre sexuelle Energie los, sodass Sie sie nicht weiter aufbauen können? Durch den sogenannten Orgasmus, den wir zwar als Höhepunkt feiern, der jedoch weit häufiger unserer Rückkehr in die Norm dient als unserem Durchbruch zur Freiheit.

Wenn Sie das jetzt als niederschmetternd erleben, dürfen Sie die folgenden zwei Sätze überspringen. Andernfalls möchte ich das hier einmal unmissverständlich klar gesagt haben: Das meiste, das wir in dieser Kultur als lustvoll bezeichnen und für lustvoll halten, ist nicht direkte Lust und nicht direkte Ekstase, sondern eine spezifisch kulturelle Reibungshitze zwischen eigentlicher Lust und unserem Widerstand gegen eben diese Lust – und somit gegen die Ekstase. Warum das so ist? Weil wir unfassbar ängstlich unserem echten inneren Potenzial zur Freiheit gegenüberstehen. Weil wir längst die

Freiheit nur noch ertragen durch das Auge eines Fernrohrs. Wir wähnen uns ihr nah, aber nur aus sicherem Abstand.

Diesen leidvollen Automatismus können Sie im Solosex als körperliche Verspannung aufspüren und auflösen, und es wird weit mehr Ihres Lebens öffnen als nur den Solosex.

SEX, DER WELTEN ÖFFNET

Lassen Sie mich ein paar Beispiele dafür nennen, wie sich die Horizonte von Solosex verändern und erweitern lassen. In meinen Retreats vermittele ich mehrere Übungen, um unbewusste Blockaden gegen den Strom sexueller Lebenskraft aufzulösen. In einer der Männergruppen leite ich die Teilnehmer an, sich in sexuelle Erregung hineinzubegeben, dann aber jedes Mal innezuhalten, wenn sich irgendwo im Körper oder im Atem eine Spannung zeigt. Diese Momente unwillkürlicher und meist unbemerkter Kontraktion sind die typischen Einengungen von Lebensenergie, mit denen wir Kulturmenschen einen Widerstand aufbauen gegen die Ekstase.

Sobald die Männer wieder spüren, wann so eine Kontraktion geschieht, lade ich sie ein, sich nicht entsprechend ihrer Gewohnheit wieder anzuspannen und zum Orgasmus hochzupushen (also den freien Fluss ihrer sexuellen Energie zu unterdrücken), sondern im Gegenteil all ihre Muskeln gleichzeitig zu entspannen, alles loszulassen, wild durchzuatmen, laut zu tönen und sich zu schütteln. Im Wechsel zwischen sexuellem Energieaufbau und Spannungsabbau schaukeln sich die Nervensysteme der Gruppe in immer weitere, glücklichere Räume des Erlebens, in denen die sexuelle Urkraft wieder frei fließen darf. »Endlich weiß ich, dass Ekstase kein Gerede ist!«, ruft ein junger Mann danach mit leuchtenden Augen in die Runde. Ich bin immer wieder berührt und dankbar, wenn die Männer nach einer solchen Ekstasereise berichten, dass diese Praxis mehr sexuelle

Aha-Erlebnisse und Durchbrüche bereithält als aufwendige sexuelle Eskapaden und Versuche, dem eigenen Frust zu entkommen.

Wie ist das möglich? Die systematische Auflösung unserer Solosex-Muster ist das Einzige, was wir bewerkstelligen müssen, um unseren ekstatischen Solosex wiederzufinden. Denn noch einmal: Nicht Ekstase ist, was wir lernen müssen, sondern wie wir die Nichtekstase auflösen.

Ich nenne dieses Pendeln zwischen Sexmuster und Loslassen des Sexmusters das »Tanzen zwischen den Polen«, denn ich vergleiche es gerne mit einer Brücke zwischen sexueller Matrix und Freiheit, auf der wir so lange trainieren, bis Sex und Freiheit wieder ein und dasselbe geworden sind. So wechseln wir also zwischen Erregung, Spannung und Auflösung hin und her, atmen tief, kommen uns komisch vor, haben einen Haufen ungewohnter Empfindungen (und haben einen Haufen gewohnter Empfindungen nicht), und irgendwann, nach vielen Malen solcher Solosex-Reisen, nach vielen Experimenten und kleinen Durchbrüchen, fällt der Groschen. Irgendwann fällt das Nervensystem durch die Kulturdecke hindurch in die simple, selige Tatsache: Ekstase ist einfacher als Nichtekstase.

Ich möchte hier noch auf einen weiteren Fallstrick zu sprechen kommen, der mir bisher nur in Frauengruppen begegnet ist. Fast ist es die gegenteilige Falle, und sie betrifft Frauen, für die Solosex keine Rolle spielt, die sich nicht für ihn interessieren und die keine Lust verspüren, sich selbst sexuell zu stimulieren.

Nun könnten diese Frauen sich ja einfach darauf ausruhen, dass sie sich also auch nicht zu schämen bräuchten … und sich nicht zu schämen, für egal was, ist immer eine ausgesprochen gute Idee. Leider schleppten viele dieser Frauen jedoch mittlerweile ein schlechtes Gewissen mit sich herum, weil sie nicht masturbierten und weil sie keine Lust auf sich hatten. Nachdem sie aufgeschnappt hatten, wie überaus wichtig, für alles Mögliche förderlich, wie zeitgemäß und aufgeklärt es sei, gerade als Frau regelmäßig mit vielfarbigen Dildos zu masturbieren, schämten sie sich dafür, diesem neuen kulturellen Ideal nicht zu entsprechen.

Noch einmal zum Mitschreiben: Am Ende des Tages hängen wir in dieser Matrix alle in der Scham. Die einen, weil sie es tun, und die anderen, weil sie es nicht tun.

Sollten Sie zu den Menschen gehören, die keinen Solosex kennen und die sich deshalb falsch und unsexy vorkommen: Mir liegt nichts ferner, als Sie zu einem Solosex-Leben zu überreden, auf das Sie keine Lust haben. Mit Ihnen ist alles in Ordnung. Sogar mehr als in Ordnung. Masturbation nach Schema F kann Sie ja gar nicht satt machen. Wenn Sie die sexuelle Solosex-Definition unserer Matrix eher als Stress empfinden und Solosex vermeiden, statt blind darauf abzufahren, dann ist das auf jeden Fall ein klares Zeichen von Gesundheit.

Nein, Sie müssen sich nicht überwinden, etwas zu tun, das Sie nicht tun wollen. Stattdessen müssen wir die Definitionen von Solosex so erweitern, dass Ihr Nervensystem automatisch aufleuchtet, wenn Sie das Wort »Solosex« hören! Das beinhaltet eine Definition, die elementegerecht und individuell, offen und veränderbar ist. Mit anderen Worten: Ihre urpersönliche Definition von Solosex muss eine *begehrenswerte* Definition sein, keine stressige.

Wenn Sie verstehen, wie eng Ihre bisherige Definition von Solosex gewesen ist, und wenn Sie dann die Erfahrung machen, wie regenerierend es ist, sich mit Ihrem Sex auf eine Weise zu verbinden, die Ihrem Element der Ekstase entspricht statt der Normdefinition von Masturbation, wachen Sie auf und leuchten.

WAS IST NUN EIGENTLICH SOLOSEX?

Solosex ist kein sexuelles Bekenntnis im Sinne von »Ich masturbiere oder ich masturbiere nicht«. Solosex ist ein lebensenergetisches Statement, Schöpfung zu bejahen. Wie Ihr Solosex aussieht, ist allein

Ihre Entscheidung. Im Solosex müssen Sie gar nichts. Sie dürfen aber. Sie dürfen alles, was Sie daran erinnert: Sie *sind* ein sexuelles Wesen.

Solosex umfasst alles, was Sie begehren, was Sie leuchten lässt, worin Ihr Herz gerne schlägt und worin Sie sich gerne spüren, erleben, regenerieren, austoben, bewegen und loslassen. Vielleicht tanzen Sie. Morgen haben Sie einen Dreier. Übermorgen flüstern Sie Ihr erotisches Gebet zum Vollmond oder fluchen so lustvoll und laut, dass Ihre Nachbarn zusammenzucken. Sie probieren einen Strap-on aus, Sie meditieren auf der feinstofflichen Energie Ihrer Hoden und finden es wundervoll. Sie schauen sich einen Porno an, haben aus Versehen einen Orgasmus beim Sonnengruß, schlafen abends mit einer Hand auf Ihrem Penis ein und machen ein Heilungsritual für Ihre Gebärmutter mit einem Jade-Ei. Sie massieren Ihr Perineum, Sie erforschen Ihren Anus und massieren Ihre Brüste. All das ist Solosex. All das ist wunderbar, wenn Sie es wunderbar finden.

Solosex ist ein zu hundert Prozent erwartungsfreier Raum, in dem es nichts Bestimmtes zu tun gibt, nichts zu leisten und nichts zu erreichen. Es geht beim Solosex nicht darum zu funktionieren, und nicht einmal darum, *nicht* zu funktionieren. Solosex ist eine pure Erfahrung von Lebendigkeit. Solosex ist ein selbst geschaffener, selbst eröffneter Raum, in dem Sie intim sind mit Ihrem Sex höchstpersönlich. Solosex ist eine Rückkehr in das Urmoment von Schöpfung, das Entfalten Ihrer erotischen Landschaft und das Baden in Ihrem inneren Reichtum an Freiheit, Lust und Lebenskraft.

Nichts muss Solosex sein und alles ist Solosex. Dadurch fallen immer mehr Schichten der Matrix von uns ab, und wir finden immer mehr darüber heraus, wie wir in unserer Essenz wirklich gedacht sind. Je mehr Sie zu Ihrer sexuellen Essenz vordringen, desto leichter erleben Sie Ekstase, den freien Fluss Ihrer Lebensenergie.

Im Nervensystem baut sich die ekstatische Brücke wieder auf, von der wir weiter oben gesprochen haben. Auf einer ganz tiefen Ebene findet die Wiederverkopplung von »Sex« und »Sicherheit« statt. Denn Sie machen körperlich real die Erfahrung, wie es sich anfühlt, dass Sex total safe und total liebevoll ist – auch und gerade wenn er nicht normkonform ist.

Sie sehen: Das mit dem Solosex ist wichtig. Nehmen Sie es ernst. Aber seien Sie dabei nicht perfektionistisch.

PERFEKTIONISMUS IST NICHT SEXY

Wenn Sie Ihre gewohnten sexuellen Routinen eintauschen wollen gegen ein elementar ekstatisches Solosex-Leben, dann stellt sich die Frage, wie genau das aussehen soll. Konkrete Tipps für Ihr Element der Ekstase finden Sie weiter unten. Doch die besten Tipps bringen Ihnen nichts, wenn Sie sie nicht aus einer Haltung der Selbstliebe heraus umsetzen. Damit Ihnen das gelingt, zunächst zwei Hinweise für Sie. Erstens: Seien Sie nie, nie, niemals sexuell perfektionistisch. Und zweitens: Tun Sie es jeden Tag. Tragen Sie sich Ihr Solosex-Date in den Kalender ein und seien Sie pünktlich. Es geht um was.

Mit Anfang zwanzig, direkt nach meiner Zeit als Sexarbeiterin, unternahm ich ziemlich viele sexuelle Experimente, um die Sensibilität meiner Vagina wieder wachzuküssen. Unter anderem besuchte ich mehrere Tantraseminare. Dort lernte ich das wundervolle Konzept des stundenlangen tantrischen Selbstlieberituals kennen. Sie wissen schon, ich streue mir Rosenblüten ins Badewasser, meine Lieblingsmusik läuft im Hintergrund, ich massiere jeden Zentimeter meiner Haut mit Jasminöl, tanze mich in den Flow meiner weiblichen Seele hinein, verwöhne und verführe meinen ganzen Körper mit Samt und Seide, atme in mein Herz und öffne es bedingungslos weit für alle Gefühle, die hochkommen, dann berühre ich meine Venuslippen ohne jede Absicht der Welt und schließlich, mit einem angewärmten Dildo aus Rosenquarz …

Tantrische Selbstlieberituale klingen wundervoll. Das Problem ist nur: Genau dadurch sind sie häufig nicht von dieser Welt. Sie bleiben das noble Vorhaben einer perfekten Umsetzung der perfekten sexuellen Selbstliebe. Das ist die Falle des Perfektionismus. Verzichten Sie auf die Rosenblätter, lassen Sie die Nachbarn nebenan streiten, seien Sie ein bisschen gestresst und hegen Sie heimlich eben doch eine Absicht, während Sie sich anfassen. Aber *tun* Sie's.

Solosex muss in den Alltag passen, sonst passiert er nicht. Nachdem ich mich von meiner Schockstarre angesichts der tantrischen Vier-Stunden-Marathons erholt hatte, lief es bei mir übrigens erst mal auf einen »Dusch-Quickie« hinaus. Denn Duschen musste ich jeden Tag, und obendrein dusche ich gerne.

Ich kaufte eine Flasche Mandelöl und verlängerte mein Duschen um entscheidende drei Minuten. In dieser Zeit unter der Dusche massierte ich meine Brüste und meinen gesamten Brustkorb, jeden Tag. Ab und zu dachte ich sogar daran, ein wenig tiefer zu atmen, ein paar Töne zu machen und die Verbindung zwischen meinen Brustperlen und meiner Vagina wahrzunehmen. Das Ergebnis von diesem täglichen Rendezvous mit mir selbst? Ich hatte mehr Energie während des Tages. Ich konnte freier atmen und hörte tatsächlich in dieser Phase auf, Bügel-BHs zu tragen. Ich ging weicher mit mir um, ohne das beabsichtigt zu haben. Meine Brüste und meine sexuelle Kraft waren präsenter, mitten im Alltag, und schenkten den täglichen Abläufen eine feine Spur innerer, leuchtender Lust.

Im Laufe der Jahre habe ich viele Menschen erlebt in ihrer sexuellen Kreativität, um sich aus den Klauen des Perfektionismus zu reißen. Eine junge Mutter, die nach der Geburt ihr Perineum heilen wollte, erfand ein wundervolles Ritual: Jedes Mal, wenn sie auf Toilette ging, tupfte sie ihren Finger in Kokosöl, legte ihn sanft auf ihren Damm, hielt ihn dort kurz und atmete hinein. Das dauerte nicht einmal ein halbe Minute und war mehrmals am Tag ein intimer, liebevoller und nährender Moment mit ihr selbst. Sie schwört, ihr Dammriss sei deshalb so schnell und schmerzlos verheilt, weil sie diese Gewohnheit als ihr Solosex-Ritual eingerichtet hatte.

Also: Der Weg in die Ekstase ist genauso nüchtern wie die Ekstase selbst. Nehmen Sie sich keine Orgien der Selbstliebe vor, sondern ein so banales, pragmatisches tägliches Solosex-Ritual, dass Sie gar keine Ausrede finden können, um nicht jeden Tag Solosex zu haben.

Sexuelle Energie zu einem täglichen kleinen Ritual zu machen ist wichtig, um die Matrix zu knacken, die Sex immer wieder zu etwas Besonderem machen will, zu einer Sache, die Sie *suchen* müssen, statt sie zu sein. Sex ist aber nicht besonders. Sex ist Schöpfung. Ich will hier gar nicht damit ankommen, dass Ekstase Ihr »Geburtsrecht« ist, obwohl sie das sehr wohl ist. Ich möchte Ihnen vielmehr sagen, dass Ekstase Ihr Design ist. Es ist das, was Ihnen entspricht. Seien Sie täglich das, was Ihnen entspricht. Genauso banal, unbedeutend und weltbewegend, wie es sich in Ihren Alltag einfügt.

Ich betone das, weil wir in einer durch und durch nichtekstatischen Welt leben. Dadurch fühlt sich jeder Ausbruch aus dem Funktionieren und hinein in die Ekstase unsicher an. Dieses Gefühl von Unsicherheit ist das, was wir als »Widerstand« erleben und bezeichnen. Das ist aber kein Widerstand. Es ist die vibrierende Furcht an der Schwelle zu einer Erweiterung. Es ist das untrügliche Zeichen, dass Sie mit einer täglichen Solosex-Session ein altes Lebensprinzip hinter sich lassen und ein neues Liebesleben kreieren. Dieser Widerstand ist die Angst, nicht mehr dazuzugehören, wenn Sie ekstatisch sind statt depressiv. Und wissen Sie was? Sie gehören dann auch nicht mehr zur Matrix, sondern fallen direkt ins Paradies. Haben Sie Angst, soviel Sie wollen, aber haben Sie bitte auch Ihren Solosex. Heute, morgen, übermorgen, jeden Morgen.

Wenn Sie eine persönlich begehrenswerte Definition von Solosex gefunden haben, ist all das leichter, intuitiver und wundervoller, als Sie es sich jetzt vorstellen können. Also finden Sie eine Definition von Solosex, die so einfach, kurz und machbar ist, dass Sie sich fast anstrengen müssten, um keinen Solosex zu haben. Und wenn Sie mal so richtig nackt und körperlich und mit Atmen und Strampeln und Genitalien und allem Drum und Dran in die Ekstase tauchen wollen, dann finden Sie auf den kommenden Seiten die passgenauen Solosex-Tools für Ihr Element der Ekstase.

UND ACTION

SOLOSEX IN IHREM ELEMENT

Wissen Sie, was das Wichtigste in Sachen Solosex und Ekstase ist? Dass Sie die richtige Startbahn haben, sonst werden Sie nicht abheben, sondern den Höhenrausch im Sturzflug vereiern. Ihr »Vorspiel vom Vorspiel« ist entscheidender als alles Weitere. Sie müssen Ihr Nervensystem raus aus dem Alltagsmodus bewegen und rein in den Ekstasemodus. Wie Sie das machen? Durch ganzkörperliches Schütteln. Indem Sie vibrieren von Kopf bis Fuß, mit Haut und Haar.

DAS VORSPIEL: SCHÜTTELN

Das geht so: Sie stehen aufrecht in einem Raum, der sich sicher, angenehm und warm genug anfühlt. Jetzt entspannen Sie Ihre Kniegelenke, bis sie durchlässig sind, und schließen die Augen. Beginnen Sie damit, durch den Mund zu atmen. Ja, jedes Ein- und Ausatmen durch den Mund, nicht durch die Nase! Auch dann, wenn das ungewohnt für Sie ist? Nein. Sondern gerade dann!

Sorgen Sie außerdem dafür, dass alle Gelenke in Ihrem Körper offen sind. Fangen Sie nun an, sich in den Hand- und Kniegelenken zu schütteln. Anfangs mit einem kleinen Radius, dann werden Ihre Schüttelbewegungen größer und umfassen schließlich den ganzen Körper, auch die Wirbelsäule.

Konzentrieren Sie sich währenddessen auf das, was Sie spüren, also nicht auf Ihre Gedanken. Sie dürfen beim Schütteln Gedanken haben, bis Ihnen davon schwindlig wird, aber bitte beachten Sie sie nicht. Achten Sie nur auf Ihre körperlichen Empfindungen. Dazu gehört auch, dass Sie sich schütteln, statt sich zu fragen, ob Sie sich »richtig« schütteln. Nein, Sie schütteln sich nicht richtig. Denn es gibt kein falsches Schütteln. Das einzig falsche Schütteln ist das, welches Sie unterdrücken.

Wenn Sie einer Anleitung folgen möchten, statt sich mit diesem Buch in der Hand zu schütteln – was zugegebenermaßen das freie Schütteln deutlich erschwert –, finden Sie ein Demonstrationsvideo zum Ganzkörperschütteln in dem inkludierten Mini-Onlinekurs auf meiner Website (www.ilanstephani.com/elementederekstase, Passwort: schwarm).

Wie Sie es auch machen: Vibrieren Sie in allen Gelenken von Kopf bis Fuß, schütteln Sie alle Muster, Konzepte und Glaubenssätze rund um das Thema Solosex aus Ihrem Körper. So bringen Sie sich am schnellsten raus aus dem Kopf und rein in Ihre eigentliche Lebendigkeit. Lassen Sie Stress los, Ihre Erwartungen, die Vergleiche mit anderen Menschen, und alles, was Ihnen sonst noch so einfällt, aber eigentlich gar nicht guttut.

Konzentrieren Sie sich auf die Empfindungen in Ihrem Becken, in Ihren Beinen und Füßen, während Sie sich schütteln. Zwischendurch können Sie auch Ihren Kopf schütteln, sodass all die smarten Gedanken raus aus Ihrem Gehirn fliegen. Schütteln Sie sich so, dass Ihr Energieniveau wirklich steigt und gleichzeitig das Zentrum Ihrer Energie nach innen und unten rutscht. Je weiter weg von Ihrem Kopf, desto besser.

Da Ihre Lebensenergie normalerweise in die Bereiche fließt, für die sich Ihr Kopf interessiert, bitte ich Sie, sich absichtlich für Ihren Unterkörper zu interessieren. Zum Beispiel: »Wie fühlen sich meine Genitalien jetzt gerade an, von innen heraus?« Spüren Sie dieser Frage nach. Bis Ihre Genitalien sanft und glücklich pochen. Sorgen Sie dafür, dass Sie durch diese Ganzkörperaktivierung wirklich im Körper landen.

Tun Sie das mindestens drei Minuten lang. Besser sind zehn. Und ja, Sie dürfen dazu Musik anmachen, wild und verrückt tanzen, einen Haufen komischer Grimassen machen und gefährliche Töne von sich geben. Ich bitte sogar darum.

So, und da wir uns jetzt alle gemeinsam auf einen orgasmischen Terminkalender zubewegen, finden Sie hier Inspiration für Ihre neuen sexy Tugenden.

LUFT

Vergessen Sie alles, was Sie bisher für Solosex gehalten haben! Hier sind drei neue Möglichkeiten, sich in luftige Ekstase zu werfen.

1. Schüttel-Vorspiel: Ein Drache werden

Als hochsensibles Luftwesen erleben Sie Ihren Alltag wahrscheinlich als Overload an Eindrücken. Das wiederum führt zu einer chronischen Vorsicht und einem ständigen energetischen Rückzug. Wenn Sie sich also in Ihr Solosex-Vorspiel stürzen, dann schütteln Sie sich bitte so wild und groß und gefährlich, dass Sie fast schon sich selbst Angst einjagen. Seien Sie ein monströses Kraftwesen der Lüfte, am besten ein entfesselter, ekstatischer Drache. Machen Sie grässliche Fratzen und toben Sie im Raum umher. Kraftvolle Beatmusik kann dabei helfen. Das ist Ihr Highway raus aus der sexuellen Schüchternheit und rein in die ekstatischen Superkräfte, die Sie haben!

2. Atmen: Atmen Sie ein

So, wenn Sie sich jetzt wie ein entfesselter Drache in Ihre Energie geworfen haben und zum Solosex übergehen: Achten Sie zu Beginn darauf, dass Sie tief weiteratmen. Ich wette, dass Sie sich angewöhnt haben, schon beim Gedanken an Sex ein wenig flacher zu atmen als sonst. Die meisten Luftmenschen, die ich kenne, reduzieren durch flaches Atmen ihre eigentliche sexuelle Kraft, und das ist jammerschade. Begleiten Sie Ihren gesamten Solosex mit kontinuierlichem tiefem Atmen durch den Mund. Zu Beginn ist tatsächlich in Ihrem Fall das Einatmen wichtiger als das Ausatmen, weil Sie auf diese Weise Ihr Energieniveau am schnellsten anheben und sicherstellen, dass Sie nicht immer noch in einem Alltag feststecken, der sich anfühlt wie eine Überforderung.

3. Sexy Moves: Bewegen Sie, was da ist

Nachdem Sie sich nun erholt haben von Ihrem Alltag und hineingeatmet haben in Ihre Energie, beginnen Sie beim Solosex, sich selbst zu lauschen. Ich nenne das für Luftmenschen »die orgasmische Windstille«. Diese innere Windstille beendet den Lärm der Welt und lässt Sie automatisch feiner werden für all den Reichtum in Ihrer sexuellen Wahrnehmung.

Die Windstille entsteht durch das Gefühl tiefer Sicherheit. Das ist in erster Linie die Sicherheit vor Ihren Ansprüchen an sich selbst. Tatsächlich müssen Sie Wunderwesen nichts weiter tun, als den Bewegungen der Energie unter Ihrer Haut zu folgen, die Sie sowieso schon spüren, wenn Sie nicht gestresst sind. Also stressen Sie sich nicht. Entspannen Sie Ihre Augenmuskeln. Tauchen Sie in ein inneres Schweigen. Betrachten Sie Ihren Solosex als Meditation. Sie können auch eine Augenbinde anlegen. Wenn die Augenmuskeln sich tief entspannen, entspannen sich auch die Genitalien.

Viele Luftmenschen erleben die tiefsten und heilsamsten erotischen Zustände durch das bloße Legen und Halten ihrer Hände auf den Genitalien, oder sogar im Raum, schwebend über der Haut. Verbinden Sie sich in Ihrem Atmen, Spüren und Loslassen mit den Teilen Ihrer Genitalien, die weit innen in Ihrem Becken liegen, zum Beispiel mit Ihrer Gebärmutter und den Ovarien oder mit der inneren Fortsetzung Ihres Penis und mit der Prostata.

WASSER

Als Wasserwesen sind Sie der orgasmische Ozean, der überfließende Genuss in Person. Hier finden Sie drei Möglichkeiten, um in Ihre Glückseligkeit einzutauchen.

1. Schüttel-Vorspiel: Baden Sie in Ihren Gefühlen

Wenn Sie Ihre Gefühle zulassen, fließt der Rest bei sexuellen Wassermenschen von allein. Also erlauben Sie beim Schütteln, dass alle Gefühle hochkommen, die Sie im Lauf des Tages oder in der letzten Zeit angesammelt haben. Es ist vollkommen egal, welches Gefühl das ist, wie Sie es bewerten und ob Sie es gerne hätten oder lieber nicht. Egal welches Gefühl auftaucht, lassen Sie es als eine ganzkörperliche Vibration durch Ihr Nervensystem fließen. Machen Sie Musik dazu an und tanzen Sie, wenn Sie wollen. Hauptsache, Sie verlassen das Ufer des Alltags und schwimmen in Ihre Wasserheimat aus Empfindungen und Gefühlen.

2. Atmen: Die ekstatische Ganzkörperatmung

Spielen Sie beim Solosex mit dem, was ich »ekstatische Ganzkörperatmung« nenne. Diese Atemreise ist wie gemacht für sexuelle Wassermenschen, und sie kann Ihren Solosex in ganz neue Ebenen des Erlebens tragen.
Die ekstatische Ganzkörperatmung geht so: Stellen Sie sich vor, dass jede Pore Ihrer Haut weich und weit offen ist und beim Einatmen direkt die Lebensenergie der Umgebung einatmet und im Inneren strömen lässt. Lösen Sie Ihr Zentrum von Wahrnehmung auf. Seien Sie ein unendlich sinnliches, rezeptives, empfindsames Wassergeschöpf, welches die ureigene kreative Energie wieder zulässt als nährende Intimität mit sich selbst. Dabei ist es egal, was Sie sonst im Solosex machen oder nicht machen, bleiben Sie einfach kontinuierlich dabei, mit jeder Pore Ihrer Haut bewusst ein- und auszuatmen. Auch wenn das letzten Endes natürlich eine Vorstellung ist und bleibt: Seien Sie neugierig, was sich dadurch verändert!

3. Sexy Moves: Fluten Sie den ganzen Raum

Sie wissen es längst: Als sexuelles Wasserwesen sind Sie ein ganzkörperliches Geschöpf für puren Genuss. Bewegen Sie sich in Ihren sexuellen Empfindungen kontinuierlich und mit wirklich allen Gelenken des Körpers. Ich beschreibe diese erotischen Moves für Wassermenschen oft als eine Art Unterwassertanz: versunken in sich selbst, traumhaft langsam, in sinnlichen Wellen und in vollkommener Durchlässigkeit zwischen innen und außen.

Wichtig dafür ist, dass Sie Ihr Bindegewebe lösen und entspannen. Räkeln und dehnen Sie sich in alle Richtungen. Dadurch öffnen sich die vielen kleinen Energieknoten, die wir in einem unekstatischen Alltag ansammeln, und fließen mit jedem Seufzen und Räkeln und Tönen wieder mehr zurück in den Ozean. Entspannen Sie Ihre Genitalien von innen heraus und bleiben Sie weich, offen und lebendig in Ihrer Kehle. Lösen Sie alles auf. Fluten Sie den ganzen Raum.

FEUER

Juhu, Sie sind ein Feuerwesen! Hier finden Sie drei Tipps, um zu brennen und vor Leidenschaft zu lodern.

1. Schüttel-Vorspiel: Zünden Sie die Begeisterung

Das zentrale sexuelle Feuer-Trauma ist die Wunde, »zu viel« zu sein. Jetzt kommt der Spaß beim Schüttel-Vorspiel: Seien Sie zu viel. Oder besser gesagt: Seien Sie ZU VIEL!

Schütteln Sie sich mit Leib und Seele, springen Sie wild im Raum herum, werfen Sie Ihre Arme in die Luft und am besten gleich hinterher Ihre Beine. Geben Sie alles, bis Sie mit wild pochendem Herzen Ihre Energie in jeder Faser spüren. Feiern Sie all die Wildheit, die in Ihnen steckt und die Sie jemals zurückgehalten haben. Verbrennen Sie Ihre sexuelle Sparflamme und lodern Sie, so hell Sie können!

2. Atmen: Der Feuer-Atem

Experimentieren Sie beim Solosex mit einer Atemtechnik, die den Weg zum Orgasmus bewusst in die Länge dehnt, auskostet, erforscht und mit noch mehr Power füllt. Die Technik, von der ich spreche, nennt sich »Feuer-Atem«. Diese Technik wenden Sie an, indem Sie Ihre sexuelle Stimulation immer wieder unterbrechen, ein paar Atemzüge lang innehalten und dabei die Luft beim Einatmen durch den Mund einsaugen, als würden Sie an einem Strohhalm saugen. Sie holen also spitz und scharf Luft durch den Mund und atmen dann durch den Mund aus, als wollten Sie eine Flamme auspusten. Stellen Sie sich gleichzeitig vor, dass Ihre sexuelle Lust als lichte Spirale aus dem Beckenraum durch das ganze Rückenmark nach oben flutet – genauso wie ein Feuer, dessen Flammen nach oben steigen. Haben Sie keine Angst, so zu atmen, während Sie Sex mit sich selbst haben, auch wenn der Körper anfängt zu kribbeln.

Beginnen Sie pro Unterbrechung mit fünf bis zehn Feuer-Atemzügen und bauen Sie so viele Unterbrechungen in Ihre sexy Session ein, wie Sie wollen. Achten Sie vor, während und nach dem Orgasmus genau darauf, ob sich etwas durch diese Hot Tools verändert. Und wenn sich etwas verändert: Was ist es?

3. Sexy Moves: Bewegen Sie das innere Feuer überallhin

Als Feuerelement wissen Sie, wie man schnell sexuelle Energie aufbaut und zum Orgasmus kommt. Nutzen Sie Ihre PS noch mehr und verteilen Sie die Energie durch raumgreifende wilde Bewegung im ganzen Körper. Erlauben Sie sich zu erforschen, was die sexuelle Kraft alles mit Ihnen machen will. Legen Sie sich beim Solosex auf die Seite und beginnen Sie, mit Armen und Beinen zu strampeln. Je komischer und absurder es aussieht, desto besser. Auf diese Weise durchbrechen Sie Ihre sexuellen Spannungs- und Frustmuster und rauschen in ein inneres Feuerwerk der Lust. Ziel ist, dass die sexuelle Kraft Ihren ganzen Körper erfasst. Das braucht gerade zu Beginn etwas mehr Zeit als ein Solosex-Quickie, aber es lohnt sich unbedingt.

Ein Kniff, um Ihre Orgasmen ins gesamte Nervensystem zu schicken: Strecken Sie immer wieder die Zunge heraus, so weit es geht (testen Sie den Effekt, bevor es Ihnen zu blöd ist) und reiben Sie mit den Händen Ihre Energie vom Unterbauch in Richtung Solarplexus und Brustkorb.

ERDE

Ihre Sexualität ist die pure Medizin für alle Elemente der Ekstase. Bitte feiern, lieben und verehren Sie sich selbst im Solosex, sosehr Sie können – und jeden Tag ein wenig mehr!

1. Schüttel-Vorspiel: Seien Sie der Nabel der Welt

Auch wenn Sie niemals darauf bestehen würden: Sie als sexuelle Erde sind der Mittelpunkt von allem. Alle Elemente spielen sich ab auf der Erde, und alles dreht sich um Ihre Achse. Gönnen Sie sich Ihren Solosex als ein ausgiebiges »Hier geht es um mich!«. Denken Sie beim Schüttel-Vorspiel an all die Dinge aus dem Alltag, an die Sie denken müssen, und dann schütteln Sie sie ab. Massieren Sie Ihre Kopfhaut und Stirn, zerzausen Sie Ihre Frisur und befreien Sie alle Muskeln im Gesicht von der täglichen Maske. Dabei darf Ihnen ruhig etwas schwindelig werden – bis sich alles wieder um Sie selbst dreht.

2. Atmen: Schöpfung ist Klang

Erlauben Sie jeder Welle von Lust, jedem Gefühl beim Solosex und sogar jedem Gedanken, einen Ton zu machen. »Wenn diese oder jene Empfindung ein Ton wäre, wie würde sie klingen?« Geben Sie genau diese Töne von sich. Trauen Sie sich! Beachten Sie dabei nicht nur den hörbaren Ton, sondern auch die innere Schwingung, den Resonanzraum, den Ihr Körper für den Ton darstellt. Lassen Sie jeden Laut beim Solosex durch alle Schichten Ihres Körpers vibrieren. Das wird Ihr sexuelles Spektrum und Erleben automatisch vertiefen. Und die noch besseren Nachrichten sind: Ihre Kehle ist eng vernetzt mit Ihren Genitalien, sodass alle Schwingungen in den Stimmbändern sich direkt auf die Energie und Ekstase Ihrer Genitalien auswirkt.

3. Sexy Moves: Der Tanz zwischen innen und außen

Noch einmal: Als sexueller Erdmensch sind Sie zum einen ein Element unter vielen, Sie sind aber auch der Mittelpunkt der ganzen Schöpfung und alle Elemente spielen sich ab in Ihrem Raum. Im Solosex können Sie mit genau diesem Wechsel zwischen Ihrer Innenwelt und dem Raum fürs Außen spielen und hin und her wechseln.

Um bei sich selbst anzukommen, nutzen Sie Druck im Beckenbereich. Berühren und stimulieren Sie Ihre Vagina beziehungsweise den Beckenboden und Ihre Prostata. Viele Erdmenschen schwören dafür auf gute, massive Dildos aus Halbedelsteinen und anderem natürlichem Material. Wenn Sie solche hochwertigen Sextoys nutzen, verbinden Sie sich über das Material noch zusätzlich mit Ihrem Erdelement, und Sie können bequem in verschiedenen Winkeln Druck auf erogene Stellen und verspannte Punkte ausüben.

Wann immer Sie mögen, wechseln Sie dann in große Bewegungen bis in die Hände und Füße. Lösen Sie sich von Ihren Genitalien, strecken Sie die Arme und Beine in den Raum, atmen Sie in den Unterbauch ein, so tief Sie können, halten Sie ein paar Momente lang die Luft an und lassen Sie den Atem dann urplötzlich wieder frei. Dazu tönen Sie und bringen den ganzen Körper in große Bewegungen. – Und dann kehren Sie wieder in Ihre Innenwelt zurück.

FLÜGEL DER ERDE

Hier finden Sie drei Startbahnen für Ihr Element der Ekstase, um mit einem weichen, großen Flügelschlag in die Ekstase zu fliegen.

1. Schüttel-Vorspiel: Die erotische Courage

Sie wissen, dass Sie als Flügelwesen schnell in die Fänge der Matrix geraten und Ihr sexuelles Genie bezweifeln können. Nutzen Sie das Schütteln, um diese äußerst schlechte Angewohnheit abzuschütteln.

Beginnen Sie Ihre Schüttelsession damit, dass Sie sich zunächst ein wenig Zeit nehmen, um Ihr Gesicht zu massieren. In unserem Gesicht sitzen all die Masken, da sitzt die starre Mimik, durch die wir unser inneres Leben verbergen, da sitzen die Rollen und Normen, denen wir versuchen zu entsprechen. Diese Gesichtsmassage ist kein Streicheln mit einem Samthandschuh, sondern ein handfestes Verschieben, Kneten, Reiben und Dehnen Ihrer Gesichtsmuskeln, Augenbrauen, Stirn und Kiefermuskeln. Gähnen und grimassieren Sie dazu, was das Zeug hält, bis sich Ihr Gesicht wesentlich leichter, wärmer, offener und glücklicher anfühlt. Das Motto lautet: Raus aus dem Versteckspiel und rein in die Sichtbarkeit!

Wenn Sie dann zum Schütteln übergehen, wählen Sie eine mitreißende Trommelmusik oder etwas anderes, das Sie unweigerlich aus dem Alltag katapultiert. Schütteln Sie alles Festgebackene, alles Übernommene der Außenwelt ab und tauchen Sie nach innen.

2. Atmen: Atmen Sie in den ganzen Raum

Wenn wir uns schämen, blockieren wir den Raum und die Kraft unserer Atmung. Das betrifft die Kehle ebenso wie die Muskeln zwischen den Rippen und das Zwerchfell. Und tragischerweise erkaltet dadurch auch unser Herz für uns selbst. Lassen Sie es nie wieder so weit kommen.

Egal wo Sie sich im Solosex gerade befinden, egal in welchem Setting, egal welcher Verlauf: Unterbrechen Sie immer wieder Ihre sexuelle Aktion, reiben Sie Ihre Hände warm und reiben und massieren Sie dann kräftig Ihren Brustkorb. Stellen Sie sich vor, Sie würden die Wärme, die sich aus Ihrem Körper zurückgezogen hat, durch Ihre Berührung von außen zuführen: Ihren Herzschlag umarmen, Ihren Atem vertiefen, jedes Ihrer Lungenbläschen sich vollsaugen lassen mit sexueller Energie und Lebenskraft.

Strecken Sie den ganzen Körper, machen Sie sich so lang wie möglich und dehnen Sie sich aus in den Raum der Ekstase, der sich von innen öffnet. Tun Sie so, als seien Sie unendlich stolz und dankbar dafür, Sie selbst zu sein. Der Trick an der Sache ist: Wenn wir *körperlich* so tun, als sei etwas wahr, dann ist es nur eine Frage der Zeit, bis wir es auch glauben.

3. Sexy Moves: Bewegen Sie sich durch die ganze Welt!

Während Ihre sexuelle Energie steigt und steigt, werden Sie sehr wahrscheinlich feststellen, dass immer wieder Muster anspringen von angespannten Muskeln und unterdrücktem Flow. Wie gesagt sind das Symptome dessen, dass wir uns aus Gewohnheit gegen ein mehr an Energie und Freiheit wehren, statt es zu begrüßen. Diese automatisierten Spannungen sind die Vollbremse für unsere Ekstase. Sie halten uns fest in einem wohltemperierten Low Level. Der Solosex ist nett, das Leben ganz okay. Ich nenne das das »Einrasten in der Nichtekstase«. Eine Ecke, die Sie schleunigst wieder verlassen sollten.

Wenn Sie sich im Einrasten wiederfinden, dann … rasten Sie bitte aus. Bewegen und öffnen Sie alle Gelenke Ihres Körpers, seien Sie so offen und groß und im ganzen Körper präsent wie nur möglich. Atmen Sie tief und voll in die Lungenflügel (die Sie warm gerieben haben), strecken Sie die Zunge heraus, biegen Sie die Wirbelsäule durch und tanzen Sie durch den Raum. Stellen Sie sich vor, dass Sie mitten unter Menschen und für alle sichtbar wären, und machen Sie Ihren ekstatischen Ausdruck so öffentlich und offiziell, so leuchtend und mitreißend intensiv wie möglich.

Mit anderen Worten: Erobern Sie sich im Solosex Stück für Stück wieder die ganze Welt zurück. Denn das ist Ihr Talent als Flügelmensch der Erde. Ihnen gehört das ganze Repertoire dieser Kultur. Sie kennen jeden Winkel ihrer Landschaft, jede verborgene Goldmine, jeden Schatten. Erlauben Sie sich diese unverschämt große innere Freiheit, die in Ihnen auf Sie wartet.

FLÜGEL DER LUFT

Sie fliegen leichter in die Freiheit als alle anderen Elemente. Nutzen Sie diese drei Sprungbretter, um abzuheben!

1. Schüttel-Vorspiel: Raus aus der Scham, rein in den Körper

Ihr Solosex-Motto ist einfach: Raus aus der Scham! Schütteln Sie sich möglichst weit weg von ihr, denn sie ist es, die Ihre beflügelnde sexuelle Begabung bisher gedeckelt und kleingehalten hat. Wenn Sie es bewerkstelligen, Ihre sexuelle Energie fliegen zu lassen, statt sich nur flatternd vom Boden abzustoßen, dann haben Sie alles gewonnen, die ganze weite Welt der sexuellen Möglichkeiten.

Und wie werden Sie Ihre sexuelle Kulturscham los? Indem Sie das, wofür Sie sich schämen, *kombinieren* mit Bewegungen, als würden Sie sich nicht schämen. Im Laufe der Zeit erkennt Ihr Nervensystem dann, dass man sich nicht schämen muss, nur weil man es angeblich sollte, und ab da wird es die alte Schamschicht dankbar weglassen.

Stellen Sie sich aufrecht hin und dehnen und strecken Sie Ihren Körper in alle Richtungen. Machen Sie Grimassen, Fratzen und Töne. Trommeln Sie auf Ihrem Brustkorb. Reißen Sie die Arme in die Luft und hüpfen Sie herum. Reißen Sie die Augen auf und rollen Sie mit ihnen herum, als seien Sie wahnsinnig. Das macht ziemlich schnell ziemlich glücklich. Und jetzt kommt's: Lassen Sie sich gleichzeitig in Ihre heißesten sexuellen Fantasien fallen. Das ist die Kombination, von der ich rede. Machen Sie das jeden Tag zu Ihrem Solosex-Auftakt und beobachten Sie dann Ihr Level an Energie und Selbstliebe im Alltag.

2. Atmen: Höhenflug der Freiheit

Kontinuierliches tiefes Atmen ist für Sie als Flügelmensch absolut essenziell. Wenn Sie es schaffen, wirklich auf Ihren Atem zu achten, haben Sie die Matrix geknackt.

So können Sie mit Ihrem Atemmuster spielen: Unterbrechen Sie Ihren Solosex immer wieder für eine feste Gesichtsmassage. Berühren und reiben Sie alle Bereiche wieder weich, die sich durch die Fantasien und in der Erregung angespannt haben. Erlauben Sie dazu Grimassen, Töne und spontane Bewegungen mit dem ganzen Körper. Und während Sie in sexuellen Fantasien schwelgen, atmen Sie tief in den Unterbauch. Das wird den Fluss Ihrer sexuellen Kraft vollkommen verändern.

3. Sexy Moves: Breiten Sie Ihre Flügel aus

Der beste Weg, Ihre sexuelle Lebensenergie zu befreien, ist die Wirkung Ihrer Fantasien durch intensive ganzkörperliche Bewegung auszudrücken und die mentalen Geschichten weiterzuschreiben, zu variieren und auszubauen. Als Flügelmensch der Luft neigen Sie wahrscheinlich dazu, ab einem bestimmten Erregungslevel in Ihren Fantasien einzurasten – fixe Settings und sexuelle Szenen, die so und nicht anders ablaufen müssen, um Sie wie gewohnt zum Orgasmus zu bringen.

Setzen Sie sich ein Sexforschungsprojekt! Bleiben Sie an einer bestimmten Fantasie eine Weile dran, spüren Sie, was sie mit Ihnen körperlich macht, und dann schütteln Sie sich, bis Sie die aufgebaute

Spannung als pures Kribbeln im ganzen Körper verteilt haben. Gehen Sie danach noch mal in die Fantasie hinein und verändern Sie sie. Gibt es Wege, die Geschichte oder Szene kraftvoller zu machen? Können Sie Aspekte hinzunehmen, durch die Sie andere Empfindungen haben als die gewohnten?

Nutzen Sie beim Solosex Ihre Fantasien als Goldgrube, als ein fantastisches Sprungbrett für immer neue, andere, unbegrenzt offene Höhenflüge. Auf diese Weise werden Ihre Fantasien und Ihre körperlichen Bewegungen verschmelzen zu einer ekstatischen Einheit, einem ständigen orgasmischen Funkenflug zwischen Kopfgehirn und Genitalien.

NACH DEM SEX IST VOR DEM SEX

Wenn wir aus gewohnten Bahnen ausbrechen und Neues ausprobieren, verlassen wir zuerst einmal das alte Land – und haben das neue noch nicht gleich in Sicht. Wir stoßen uns ab vom Ufer der Gewohnten und schwimmen tapfer in das wilde, freie Niemandsland. Vielleicht fragen Sie sich in dieser Phase, woran Sie überhaupt erkennen können, ob Sie mit Ihrem Solosex-Projekt auf einer heißen Spur sind.

Hier ist die beste Testfrage der Welt, die Sie sich stellen können, um darauf eine Antwort zu finden: Wie fühlen Sie sich nach dem Solosex? Sind Sie lebendiger, genährter und wacher als vorher? Oder haben Sie eines der berühmten Matrixsymptome, die postkoitale Depression?

Solosex, der Ihnen und Ihrem Element entspricht, hinterlässt Sie glücklicher, wacher und weicher, als Sie vorher waren. Warm, dankbar, staunend, friedlich und mit sich verbunden. Sie haben das Gefühl, von innen durchblutet zu sein und voll da zu sein. *Das* ist die richtige Spur.

PARTNERSEX

SCHWARM MIT DER AUSSENWELT

Begegnen sich zwei Menschen in der Matrix … leider nicht besonders witzig. Denn in unserer gegenwärtigen sexuellen Kultur ist alles ein bisschen verwirrt, gestresst und aus den Fugen geraten. Feuermenschen trauen sich nicht mehr, ihre Energie zu feiern. Wasser-, Luft- und Flügelwesen haben das Gefühl, sich in ein sexuelles Schema F pressen zu müssen, das ihren Instinkten zutiefst widerspricht. Sie unterschätzen ihre sexuelle Kraft, halten sich für dysfunktional, für »nicht genug«, »merkwürdig« und »nicht normal«.

Mit dem Wissen um die Elemente der Ekstase kann sich all dieses Drama entspannen. Plötzlich verstehen Sie, warum die Lebenspartnerin sich sexuell so verhält, wie sie sich verhält, und warum frühere Affären entweder Leidenschaft pur waren oder eine schmerzhafte Katastrophe.

In diesem Kapitel möchte ich auf das Problem und das immense Potenzial von Partnersex eingehen. Lassen Sie mich gleich vorwegschicken, dass wir den Partnersex dabei anders angehen, als Sie es vielleicht erwarten.

Was ist der Knackpunkt bei Partnersex? Nun, Partnersex versinnbildlicht unsere Urwunde. Ich könnte sagen, Partnersex spiegelt besser als alles andere den Urdachschaden, den wir in dieser Kultur davongetragen haben: den Riss in der Begegnung von Innen- und Außenwelt. Mit Innenwelt sind hierbei Sie gemeint, Ihr eigenes Nervensystem, und mit Außenwelt ist bei Partnersex Ihre Sexpartnerin gemeint.

Ganz zu Beginn, bei Ihrer Geburt, war diese lebendige, offene Resonanz zwischen Innen- und Außenwelt noch intakt – ein ständiges Strömen, Spüren, Bewegen und Wirken aufeinander. Wir selbst erleben uns als so weit und offen wie die Welt um uns herum

Anders ausgedrückt: Wir werden geboren in einer Urintimität zwischen innen und außen, bevor dieser urekstatische Tanz in unzähligen Schichten der Erziehung und Prägung zerbricht.

Später, im Partnersex, leuchtet das wundervolle Versprechen wieder auf, dass wir diesen Raum gemeinsam wiederfinden können. Es ist die Rückkehr in den Schwarm, die orgasmische Auflösung unseres klein gewordenen Lebens. Diese beiden Welten begegnen sich also. Und wissen Sie, warum wir so versessen darauf sind, hier gemeinsam in die Entgrenzung zu rauschen? Weil wir unter all den Schichten an Konditionierung und Verwirrung, unter all der Scham und den Glaubenssätzen immer noch wissen, *dass das möglich ist.* Deshalb verfolgt uns, egal wie viel Sex wir auch konsumieren mögen, immer die Ahnung: »Das kann doch noch nicht alles gewesen sein ...« Wir können nicht aufhören, an die gemeinsame sexuelle Ekstase zu glauben, weil wir unbewusst erinnern, dass sie unserem Design entspricht, dass sie der Liebe entspricht und dass sie unserer Verbindung zur Außenwelt entspricht. Und noch mehr als das: dass Sex an sich so gedacht ist. Eine Win-win-Situation, die Lebensenergie und Verbindung vermehrt, statt zu erschöpfen. Warum, verflucht, geht es dann so oft schief?

HÜRDEN, ÜBER DIE NIEMAND SPRICHT

Viele Paare befürchten, sexuell inkompatibel zu sein. Ein klassisches Beispiel ist die Konstellation Wasserfrau und Feuermann. Die beiden kommen abends nach der Arbeit heim, er will Sex, sie hat keine Lust. Wenn sich das oft wiederholt, entsteht der Eindruck, man würde sexuell einfach nicht zusammenpassen. Das ist gemeint mit sexueller Inkompatibilität. Wir kommen später auf diese Dynamik zurück, aber ich kann Sie beruhigen, sexuell inkompatibel ist erst mal nur eines: Ekstase und die sexuelle Matrix.

Nein, wir haben hier nicht die Situation, dass ein Mensch Sex will und ein anderer nicht, sondern dass wir in der Matrix bleiben, aber trotzdem Ekstase erleben wollen. Das wird nicht klappen. Wir müssen außerhalb der Matrix ansetzen, um in der Ekstase zu landen. Denn die kulturelle Schicht aus sexuellen Konzepten und die Ekstase – diese beiden Dinge schließen einander aus. Ja, unsere sexuelle Matrix lässt sich direkt definieren als ein kultureller Raum, der hermetisch gegen die Ekstase abgeriegelt wurde. Wenn Sie ekstatischen Partnersex erleben wollen, dann verlassen Sie die sexuelle Matrix. Verlassen Sie sie selbstständig und verlassen Sie sie *vor* dem Sex, nicht erst währenddessen.

Und wo landen Sie dann? Sie landen in einem vollkommen anderen sexuellen Selbstbild als dem, welches Sie jahrzehntelang entwickelt und geglaubt haben. Sie landen in einer Realität, in der Sie ein sexuelles Wesen sind, das Energie generiert, statt sie zu brauchen. Sie erleben sich unweigerlich als ein Wesen, das überfließt, statt zu nehmen, das sexuellen Flow erzeugt, statt ihn zu verheizen, das im Sex schenkt, statt zu benutzen.

Ich wünsche Ihnen, dass dieses Erleben ab sofort Ihr neues Normal ist: Wenn Sie sich auf Partnersex einlassen, dann tun Sie das weit weg von den Feldern der Matrix und in dem Erleben, dass Sie ein sexuell überfließendes Geschenk sind, eine wandelnde ekstatische Inspiration. Eine Innenwelt, welche die Außenwelt bewegt, bereichert und begeistert, wo sie auftaucht.

STEP BY STEP

Nehmen wir an, Sie seien diese sexuelle Wasserfrau, die abends von der Arbeit nach Hause kommt. Ihr Partner, ein Feuermensch, bemerkt, wie gestresst und müde Sie sind, und brennt darauf, Sex mit Ihnen zu haben. Denn nach seiner Erfahrung gibt es nichts Besseres, um sich zu erholen, als wilden, hemmungslosen Sex.

Nun wissen Sie schon, dass Wassermenschen Sex aber nicht benutzen können, um Stress loszulassen. Im Gegenteil. Sie müssen zuerst ihren Stress loslassen, bevor sie Lust auf Sex haben können. Als Wasserfrau sagen Sie also: »Ich habe keine Lust auf Sex.«

Verständlich, dass Sie keine Lust auf ein hektisches Feuerwerk haben, wenn Sie bereits wie der letzte Schluck Wasser in der Kurve hängen. Sie wollen nicht verdampfen, und Sie wollen auch nicht überkochen. Sie wollen nicht in die Höhe gejagt werden, Sie wollen schmelzen, tropfen, sinken dürfen.

Fassen wir zusammen: Sie wollen heute Abend keinen Feuersex haben. Perfekt.

Nächste Frage: Wollen Sie herausfinden, ob Sie auf andere Formen von Sex heute Abend Lust haben?

Nein? Perfekt. Genießen Sie Ihren Abend!

Ja, doch, bitte? Nun, dann …

Was wollen Sie stattdessen? Erinnern Sie sich daran, dass Sie als Wasserfrau ein unendlich weites Spektrum anderer sexueller Möglichkeiten haben.

Sie haben keine Lust, sich auszuziehen? Sie wollen nicht stöhnen, Sie wollen keinen Orgasmus haben, Sie wollen sich nicht um andere kümmern? Nun, dann lassen Sie all das beiseite und behalten Ihre Kleidung an.

Wollen Sie tanzen und Ihren unteren Rücken bewegen? Wollen Sie in ein Kissen brüllen vor Wut und danach einen Weingasmus kriegen? Wollen Sie sich zu einer Fußmassage räkeln und laute Töne machen? Mit anderen Worten: Was ist *heute* Ihre begehrenswerte Definition von Sex?

Nehmen wir an, Sie finden diese Definition von Sex. Sie sind müde und gestresst, aber bei dieser Aussicht leuchtet etwas in Ihnen auf. Dann ist die nächste Frage: Haben Sie Lust darauf, Ihren Partner einzuweihen? Wenn Sie das wollen, tun Sie es. Sagen Sie schlicht und nüchtern, worauf Sie Lust haben, und fragen Sie, ob Sie heute Abend eine sexuelle Schnittmenge mit Ihrem Partner finden können. Der Subtext lautet: »Ich will Sex, aber nicht das, was wir normalerweise unter Sex verstehen. Grundsätzlich bin ich am Start, aber wir müssen noch die passende Form finden.«

Das heißt: Die meisten Menschen, die keine Lust auf Sex haben, meinen nicht: »Ich will keinen Sex.« Sie meinen eigentlich: »Ich habe keine Lust auf diesen oder jenen Sex.« Uns bliebe unendlich viel Frust erspart, wenn die Neugierde hier ihren Anfang nähme: Gibt es heute eine neue sexuelle Schnittmenge zwischen uns?

Von dieser sexuellen Beweglichkeit sind wir in der Matrix weit entfernt. Zu dumm, dass wir ausgerechnet Sex, die kreativste Energie der Welt, betreten mit den unkreativsten Stereotypien der Welt. Solange wir uns selbst diese ekstatische innere Freiheit nicht zugestehen, sabotieren wir unser Sexleben zutiefst. Der eigentliche Grund für schlechten Partnersex ist nämlich die Tatsache, dass wir uns davon abhängig fühlen, wie unsere Partner sexuell sind. Der berühmte Punkt, an dem Paare sich die Haare raufen können: Ich brauche dich sexuell anders, als du bist. So führt unsere sexuelle Matrix unweigerlich zu verschobener Verantwortung.

Der einzige Ausstieg aus der sexuellen Matrix ist, wenn Sie Ihre volle sexuelle Selbstverantwortung übernehmen. Globale und persönliche sexuelle Medizin ist also, dass Sie neugierig, wach und staunend erforschen, wie sexuelle Selbstverantwortung aussehen kann. Nicht als Bürde, sondern als Freiheit. Nicht aus Pflicht, sondern aus Selbstliebe.

DIE MAGIE VON SEXUELLER SELBSTVERANTWORTUNG

Sie müssen hierfür zwei Dinge wieder wachküssen: Ihr sexuelles *Nein* und Ihr ekstatisches Ja. Und zwar in eben dieser Reihenfolge: Lernen Sie Ihr Nein kennen und es zu vertreten. *Danach* werfen Sie sich Ihrem Ja in die Arme, und Ihren Partnern gleich mit.

Schritt 1: Finden Sie Ihr Nein

Für Ekstase brauchen wir paradoxerweise dringend Zugang zu unserem Nein, also zu den eigenen Grenzen. Mit anderen Worten: Sie brauchen Zugang zu Ihrer Wutkraft. Gesunde Grenzen zu haben, klar zu spüren, was wir wann wollen und wann nicht, all das sind unsere tiefsten und kraftvollsten Instinkte. Ein Mensch, der seine eigenen Grenzen nicht spürt und der sich nicht traut, sie mit der Kraft seiner Wut zu verteidigen, lebt zwangsläufig in einem unterschwelligen Dauerstress. Seine Innenwelt ist nie wirklich sicher vor der Invasion der Außenwelt, denn die intakte Abgrenzung von ihr ist seit unzähligen Generationen gestört.

Wir neigen dazu, das Thema *Grenzen setzen* als ein Thema unter vielen zu behandeln. Doch betrifft es nahezu alle Menschen, die ich kenne. Die sexuelle Matrix wäre gar nicht denkbar ohne eine fundamentale Erschütterung der eigenen Grenzen in epidemischem Ausmaß und mit systematischer struktureller Gewalt.

Das Gefühl von Sicherheit steht und fällt mit den eigenen Grenzen – mit einem klaren Nein. Innerhalb der sexuellen Matrix ist unser Verhältnis zu dem eigenen Nein gestört und traumatisiert. Statt einer klaren und klärenden Bewegung, eines einfachen Neins, erleben wir an der Stelle, an der eine Grenze gesetzt werden müsste, oft den Beginn einer unerträglichen Verwicklung in verletzten Gefühlen, verschobener Schuld, Vorwurf und Liebesentzug.

Ich möchte an dieser Stelle schonungslos ehrlich mit Ihnen sein: Unser gesundes Nein zu Sex zu reparieren ist ein Projekt von globalem Ausmaß. Darüber zu schreiben erforderte mehrere weitere Bücher. Wir alle sind von subtilen und groben Grenzverletzungen gezeichnet, und das Phänomen, nicht »Stopp« sagen zu können und nicht »Stopp« zu sagen, betrifft bei Weitem nicht nur die, die tatsächliche sexuelle Übergriffe erlebt haben.

Viele Menschen neigen dazu, die eigenen Grenzen ausschließlich im Kontakt mit ihrer Partnerin abzuwickeln. Viel wichtiger ist jedoch der Schritt davor: der Vollkontakt zur eigenen Innenwelt, mit all ihrem kraftvollen, wütenden, klaren Aufstampfen. In diesem Sinne bin ich auch keine Befürworterin dessen, stets darum bemüht zu sein, unsere Grenzen in gewaltfreie Kommunikation zu verpacken oder in vorbildliche höfliche Ich-Botschaften. Denn in vielen Fällen nutzen wir diese sanften Kommunikationstools nicht, um Rücksicht auf unser Gegenüber zu nehmen, sondern eher als Trick, um nicht ganz zu unserer Wahrheit zu stehen. Also aus Angst vor der eigenen Kraft.

Grenzen zu setzen ist nicht primär eine Herausforderung an Ihre Worte (»Wie sage ich es?«), sondern an Ihre Verkörperung (»Traue ich mich, mich hinzustellen und es zu sagen?«). Gehen Sie den Weg der Energie. Verkörpern Sie das, was Sie nach außen geben wollen. Ihre Worte, Ihre Formulierungen werden noch kommen, aber sie sind zweitrangig.

Wenn Sie Resonanz zu diesem Thema haben, dann ist hier der vielleicht wichtigste Sextipp überhaupt: Bekommen Sie *körperlichen* Zugang zu Ihrer Wutkraft. Wie es geht, steht ein paar Seiten weiter.

Schritt 2: Finden Sie Ihr ekstatisches Ja

Damit meine ich nichts anderes, als dass Sie Ihre sexuelle Ekstase erforschen und ihr Zeit, Genuss und Solosex widmen.

Ich werde nicht müde, es zu sagen: Zeit mit Ihrer eigenen Ekstase zu erleben ist das Beste, was Sie für guten Partnersex tun können. Sobald Ihr Nervensystem seine eigene innere Ekstase kennt, steigen Sie auf ein neues energetisches Level. Sie sehen die ganze Welt durch weniger Filter, denn:

- *Ekstase macht satt.* Ekstase hebt Ihr grundlegendes Energieniveau unweigerlich an. Sie beendet unseren kollektiven sexuellen Survivalmodus. Ausgehend von der Ekstase betreten Sie die kosmische Playparty nicht mehr als Opfer, nicht bedürftig, hungrig oder verzweifelt, sondern als *gebendes* Wesen. Sie fühlen sich nicht länger sexuell arm. Sie haben es nicht mehr nötig, die Außenwelt zu manipulieren, um an Ihre innere Intensität wieder anzuschließen. Sie können sich autonom mit Ihrer Innenwelt verbinden. Sie erleben und verhalten sich nicht mehr als Bettler, sondern Sie schwimmen in Fülle. Sie erleben die sexuelle Realität: Sie *sind* reich, und aus dieser Tatsache kommen Sie auch nicht raus, solange Sie leben.

- *Ekstase lässt frei.* Wer Ekstase kennt, braucht nicht, dass der Sex so oder so aussieht. Wer Ekstase kennt, weiß, dass alle Wege, die wir freilassen, uns ihr entgegentragen. Wenn Sie Ihre Ekstase wieder kennen, dann verändert sich, wie Sie ein Liebhaber sind: Sie achten darauf, dem Leben zu folgen, nicht der Routine. Sie brauchen nicht mehr, dass sich bestimmte sexuelle Abläufe wiederholen. Im Gegenteil. Denn Ekstase lässt frei.
- *Ekstase führt zu noch mehr Ekstase.* Ein Nervensystem, das den Weg in die Ekstase kennt, unterstützt automatisch auch die Nervensysteme Ihrer Sexpartner darin, den inneren Starkstrom wieder zuzulassen.
- *Ekstase macht klar.* Ekstase ist die eindeutigste und deshalb beste Kommunikation der Welt. Nichts verdeutlicht besser als Ihre Ekstase, was Sie wollen und was Sie nicht wollen. Ekstase ist der Höhepunkt vom Weg der Energie. Wenn Sie sich mit Ihrer Ekstase verbinden, gehen Sie mit klaren Worten in die Kommunikation mit Ihren Partnerinnen, wenn Sie zu Ihrem Sexleben etwas klären wollen.

Im Namen all dieser segensreichen Dinge für uns alle: Lassen Sie Ihre Wutkraft an einem Kissen aus und brüllen Sie unter Wasser, so laut Sie können. Und dann haben Sie den liebevollsten und besten Sex der Welt mit sich selbst.

DER TANZ DER ELEMENTE

Immer wieder werde ich gefragt: Gibt es Elemente, die besser miteinander harmonieren als andere? Was ist der Jackpot bei der Sexpartnerauswahl? Und welche Kombis sollte man vermeiden?

Schlechte Nachrichten: Jede Kombination von Elementen ist eine potenzielle Katastrophe. Gute Nachrichten: Jede Kombination von Elementen ist eine potenzielle Himmelsleiter in die Ekstase.

Die Begegnung von zwei oder mehr Elementen führt immer zu einer energetischen Dynamik. Das kann entweder eine unerotische Abwärtsspirale sein oder eine orgasmische Aufwärtsspirale. Meine Erfahrung ist: Je tiefer sich der Graben zwischen zwei Sexpartnerinnen anfühlt, desto größer ist das sexuelle Potenzial dieser Begegnung.

Es gibt also keine bessere oder schlechtere Kombination von Elementen der Ekstase. Die nüchterne Frage ist in jedem Bett der Welt dieselbe: Werden Sie sich mit Ihren ekstatischen Profilen gegenseitig ausknocken oder miteinander in den Schwarm hineintanzen?

Sollten Sie innerhalb der Matrix stecken bleiben, verdampft das Wasser, sobald es mit dem kulturellen Feuersex konfrontiert wird, die Erde verbrennt, trocknet aus und wird unfruchtbar, Luft qualmt ratlos vor sich hin, die Flügelmenschen verstecken ihre Flügel und Feuer erstickt in Frust und Einsamkeit.

Lassen Sie uns dieses Trauerspiel beenden. Hier möchte ich Ihnen eine Einteilung an die Hand geben, um die schnellsten Fluchtwege aus der Matrix zu finden. Praktischerweise erzeugt unsere Kultur für jedes Element der Ekstase einen bestimmten Modus im Nervensystem, der im Hintergrund wie ein ständiges Störgeräusch wirkt – also einen spezifischen Abdruck der traumainduzierten Antiekstase. Dieser Modus heißt: *übererregt, untererregt* oder *verbunden*. Mit »erregt« ist hier übrigens nicht sexuelle Erregung gemeint, sondern die Art und Weise, wie das Nervensystem die Aktivität des Sympathikus und des Parasympathikus reguliert.

Wenn im Nervensystem eines Menschen alles reibungslos läuft, dann können Sie sich die Aktivität von Ihrem Sympathikus und Parasympathikus in etwa so vorstellen wie eine Sinuswelle: Phasen von Aktivität und Anspannung wechseln sich mit Phasen des Ausruhens und der Entspannung ab, relativ regelmäßig, auf, ab, auf, ab. Diesen Zustand des Nervensystems definieren wir als *verbunden*. Leider fliegen fast alle Elemente der Ekstase in die eine oder andere Richtung aus der Kurve, nur ein Element bleibt unerschütterlich mit seiner Innenwelt verbunden. Erraten: die sexuelle Erde.

Für alle anderen Elemente der Ekstase verändert sich unter der Einwirkung von Trauma – in unserem Fall besonders des kollektiven sexuellen Entwicklungstraumas – die Aktivität im Nervensystem, wenn es um Sex geht. Wir gleiten dem Wort »Sex« nicht mehr hinterher in den Genuss, sondern rutschen in eine Kaskade unbewusster innerer Abwehrreaktionen. Die Welle pendelt nicht mehr frei und regelmäßig zwischen Sympathikus und Parasympathikus, sondern bricht ab und bleibt entweder oben hängen (im Sympathikus) oder unten (im Parasympathikus bzw. in der Abspaltung). Bleibt die Welle oben hängen, sprechen wir von einem *übererregten* Nervensystem, bleibt sie unten hängen, sprechen wir von einem *untererregten* Nervensystem.

Übererregt bedeutet, dass Sie beim Thema Sex sofort auf 180 sind. Sie sind unwillkürlich gepackt, gestresst, frustriert oder so erregt, dass Sie an nichts anderes mehr denken können. Sie fühlen sich getrieben, verspannt, verkrampft oder ungeduldig. Symptome eines übererregten Nervensystems sind Symptome von Stress, Spannung und Action.

Untererregt bedeutet das Gegenteil: ein Empfinden von Nichtempfinden. Untererregung äußert sich in Form von Leere und Taubheit, als Abwesenheit von Bezug und Anteilnahme. Im Körper zeigt sich sexuelle Untererregung oft als Abstumpfung in den Genitalien. Sex wirkt dann auf Sie wie eine Anstrengung, der Sie aus dem Weg zu gehen versuchen. Sie haben das Gefühl, sexuell immer nur geben zu müssen, und es sei trotzdem nie genug. In unserem Selbstbild zeigt sich Untererregung als Selbstzweifel, Scham, Erschöpfung, Rückzug und als das Gefühl, bedroht und unterlegen zu sein. Auch Dissoziation ist ein Symptom von Untererregung.

Diesen Zuständen lassen sich nun unsere Elemente der Ekstase zuordnen. Denn die sexuelle Matrix führt zuverlässig dazu, dass *Erde verbunden* bleibt, Feuer *übererregt* wird und *Luft, Wasser* sowie *Flügel der Erde* und *Flügel der Luft untererregt* sind.

VERBUNDEN	ÜBERERREGT	UNTERERREGT
Erde	Feuer	Luft, Wasser, Flügel der Erde, Flügel der Luft

Nun ist leider nur der verbundene Zustand in einem Nervensystem die Startrampe für echte sexuelle Ekstase.

Das bedeutet: Wenn Sie sexuelles Feuer sind, müssen Sie Ihre *übererregte* Spannung vor dem Sex abbauen, um Ihr Nervensystem in den verbundenen Zustand zu manövrieren. Wenn Sie Luft, Wasser oder ein Flügelmensch sind, dann müssen Sie Ihre lieb gewordene *Untererregung* aufgeben und Ihre Energie hochfahren, bis Ihnen schwindelig wird. Ihr Nervensystem wird Sie dann von ganz allein in die wunderschönen Räume der Verbundenheit geleiten. Und wenn Sie sexuelle Erde und also verbunden sind, dann bleiben Sie bitte genau da, wo Sie sind, und lotsen alle anderen Elemente der Ekstase in Ihre Richtung. Danke schön.

Zusammengefasst: Die meisten von uns müssen ihr Nervensystem und Erleben vor dem Sex regulieren, um ekstasefähig zu werden. Sonst trifft entweder untererregt auf untererregt und es kommt gar nicht erst zu Sex, weil Sex beiden schon längst zu anstrengend geworden ist. Oder der übererregte Part überrollt das untererregte Wesen, ohne es zu bemerken, und das Missverständnis fliegt am nächsten Morgen auf. Oder Sie treffen akut übererregt auf ein anderes übererregtes Nervensystem. In unserer frommen Theorie würden Sie sich nun natürlich erst einmal gemeinsam in den verbundenen Zustand bewegen. Sehr wahrscheinlich werden Sie jedoch dieses Buch aus dem Fenster werfen, sich die Kleider vom Leib reißen und übereinander herfallen. Und sollten Sie das tun, dann, um Himmels willen, bitte tun Sie es mit Leib und Seele!

SEXY-SHAKING-VORSPIEL

Natürlich kann jeder Mensch für sich selbst seinen Zustand im Nervensystem regulieren und so ein glänzendes Beispiel für radikale Selbstverantwortung abliefern. Befinden Sie sich jedoch in der paradiesischen Situation, dass ein Jemand an Ihrer Seite bereit ist, Sie vor dem Sex durchzukneten, wachzuküssen und nach allen Regeln Ihres Elementes zu verführen, dann brauchen Sie nichts weiter zu tun, als sich in die Ekstase hineinfallen zu lassen.

Bleiben wir aber bei der Situation, dass Sie beide abends müde sind und keiner von Ihnen darauf brennt, jetzt noch mehr Fürsorge fürs Außen zu tragen. Können Sie sich beide gemeinsam und dennoch jeder für sich hineinbewegen in den verbundenen Zustand?

Ja. Indem Sie sich vor dem Partnersex schütteln. Praktischerweise hebt das Schütteln unsere Energie an, was wichtig ist für die untererregten Elemente, *und* es verteilt die Energie gleichzeitig im ganzen Körper, was relevant ist für übererregte Feuermenschen. So entgehen Sie den unbewussten Sabotagemustern, die Ihnen nicht nur die Ekstase, sondern gleich den ganzen Sex verleiden können.

Noch effektiver ist es, wenn Sie hier die Technik des »spezifischen Schüttelns« anwenden, indem Sie Ihr Schütteln ganz bewusst einem Muster widmen, welches Ihnen nicht später im Weg herumstehen soll. Wir können Sex innerhalb der Matrix beschreiben als einen Sex mit lauter Mustern der Selbstsabotage – auch wenn ich zugebe, dass es sich eher so anfühlt, als käme die Sabotage von Ihrem Partner und ganz gewiss nicht von Ihnen.

Typische sexuelle Sabotagemuster sind:

- das eigene Nein nicht zu spüren, die eigene Wut zurückzuhalten
- den lieben Jungen spielen und das gute Mädchen sein
- das eigene Ja nicht zu kennen und nicht daran zu glauben
- den Sex in Erwartungen zu pressen, die er zu erfüllen hat
- Projektionen auf Ihre Sexpartner
- Sex zu benutzen als Ausweichmanöver, um von einem unangenehmen Thema oder Gefühl abzulenken
- Stress und unterdrückte Gefühle aus Ihrem Tag mitzuschleppen
- Glaubenssätze und negative Selbstbilder rund um Sex und den eigenen Körper
- sexuell ausgehungert und im Mangel zu sein und dadurch zu erleben, Sex dringend zu brauchen
- sich weiterhin in Alltagsgedanken, Pflichten und Sorgen aufzuhalten
- Unterregung
- Übererregung

Sicherlich fällt Ihnen noch mehr ein, wenn es um sexuelle Selbstsabotage geht. Was auch immer es ist: Werden Sie es los. Alles. Am besten noch heute. Wenn Sie nicht alles auf einmal schaffen, nehmen Sie sich für jedes Schütteln eine Schicht der Matrix vor und schmeißen Sie sie raus aus Ihrer Welt! Das ist damit gemeint, die Matrix zu verlassen vor dem Sex. Es ist das klügste Vorspiel der Welt. Sie sollten es zu zweit machen. Natürlich geht es auch allein, wenn Ihre Partnerin keine Lust darauf hat.

Sie werden sich komisch dabei vorkommen, es wird Ihnen unwohl sein, Sie mögen befürchten, sich lächerlich zu machen, und so weiter. Und genau deshalb möchte ich, dass Sie es ausprobieren.

SHAKE IT, BABY!

Sie brauchen einen Raum, der so sicher, warm und angenehm ist, dass Sie – aktueller Stand der Planung – sogar Sex in ihm haben können. Außerdem weiche, bequeme Kleidung, wenn Sie nicht schon nackt sein wollen. Legen Sie zudem Musik bereit, die Sie lieben und zu der Sie gerne tanzen.

Stellen Sie sich aufrecht Ihrer Partnerin gegenüber. Schließen Sie die Augen. Beginnen Sie durch den Mund zu atmen. Das ist umso wichtiger, je mehr Sie eigentlich durch die Nase atmen wollen. Ich wiederhole: Atmen Sie die ganze Zeit durch den offenen Mund.

Lassen Sie die Arme seitlich am Körper hängen, entspannen Sie die Knie und seufzen Sie ein paar Mal beim Ausatmen. Verbinden Sie sich jetzt bewusst mit dem Thema, das Sie in diesem Schütteln bewegen wollen und spüren Sie dessen körperliche Resonanz.

Wenn Sie wollen, können Sie Ihre Themen auch einander mitteilen. »Ich lasse meinen Stress los.« »Ich bin immer noch sauer auf dich, ich schüttel meinen Groll wegen unseres Fights gestern.« »Ich schüttel meine Unsicherheit, ob ich wirklich attraktiv für dich bin.« Und so weiter. Seien Sie aufmerksam, wie sich das Thema *körperlich* zeigt.

- Wie atmen Sie, wenn Sie im Matrixmodus sind?
- Wie ist Ihre Körperhaltung?
- Welche Stellen sind angespannt und welche Muskeln werden schwach und leer?

Erlauben Sie genau dieser körperlichen Veränderung aufzutauchen. Ich nenne das »die energetische Signatur erlauben«.

Halten Sie diese Position noch einen Moment lang, auch wenn es unangenehm ist. Und dann schütteln Sie sich raus aus all dem! Hier ist der Trick, wirklich hochzudrehen, auch dann, wenn Sie sich eigentlich abregen wollen. Das kommt schon noch früh genug, aber für jetzt legen Sie los. Stellen Sie die Musik an, werfen Sie mit Kissen um sich, ziehen Sie monströse Grimassen, rollen Sie mit den Augen, als seien Sie wahnsinnig, geben Sie scheußliche Töne von sich – und zerstören Sie bitte Ihre Frisur. Sie *müssen* in diesem wilden Schüttelvorspiel wirklich außer Atem geraten! Wenn Sie wieder und wieder abbrechen wollen, dann hüpfen Sie einfach drei Minuten lang zu einem Partyhit auf und ab und werfen dabei Ihre Arme in die Luft. Dieses Schütteln ist ein Ekstase-Schütteln; es ist ein wildes, furioses Losreißen von alten Mustern, es ist eine energetische Tsunamiwelle, die Sie innerlich entfesseln, um sich nie, nie, nie wieder mit weniger zufriedenzugeben als brausender Lebendigkeit von Kopf bis Fuß. Geben Sie alles. Geben Sie mehr.

Wie gesagt, der Einwand mag auftauchen, dass wir uns damit komisch fühlen, wenn unsere Partnerin uns so sieht. Wissen Sie was? Machen Sie kurzen Prozess mit dem Kulturschaden, Sie müssten die Fassung bewahren. Was meinen Sie, wie entglitten, entgrenzt, erlöst und unbändig Sie in Ekstase aussehen? Hier geht es um was. Verschwenden Sie Ihre Lebenszeit nicht an ein gesittetes Lächeln. Mein echter, ernster und einziger Rat hier ist: Dann fühlen Sie sich halt komisch dabei. Aber tun Sie es. Denn danach haben Sie wahrscheinlich Sex. Verbundenen, ekstatischen Sex, der Sie öffnet, liebt und nährt.

DAS ENDE DER PRIVATHEIT

WIE IHRE EKSTASE DIE WELT RETTEN KANN

Sie lesen dieses Buch in einer Zeit, in der wir nicht nur unsere individuellen Probleme haben, sondern auch von globalen Krisen und Herausforderungen erfasst sind. Wohin Sie auch schauen: Konflikte, Widersprüche, Angst und Trauma sind überall spürbar, humanitäre und ökologische Katastrophen überschlagen sich. Die kulturelle Feuermatrix unserer Zeit hat sich längst in einen Teufelskreis hineingesteigert. Unser Vertrauen in die Menschheit scheint verbrannt, die Luft starrt vor Schmutz und unterdrückter Wahrheit, die Erde bebt und zuckt im Fieberkrampf und das Wasser versickert, verdampft oder wird trüb und giftig.

In dieser Zeit voller existenzieller globaler Probleme interessieren Sie sich für *Ihr* Sexleben und *Ihre* Ekstase? Mit Blick auf das große Ganze eine unerhört eigennützige Sache. Fällt Ihnen echt nichts Wichtigeres ein?

Erlauben Sie, dass ich hier auch mal zu Wort komme: Ich hoffe sehr, dass Ihnen nichts Wichtigeres einfällt. Denn es gibt nichts Wichtigeres als Ihre Ekstase. Ich behaupte, dass Ihre höchst eigennützige Freiheit das Selbstloseste ist, was Sie dieser Welt in dieser Zeit schenken können. Den Weg der Energie im eigenen Nervensystem zu gehen, ist das Kraftvollste, das Sie für die Allgemeinheit tun können. Und genau darum geht es in diesem Kapitel.

Hier stehen Sie also, mit einer ganzen Schatztruhe voller neuer Möglichkeiten für Ihr Schlafzimmer. Aber ein besseres Sexleben ist nur der Anfang der Reise. Sie haben hier nicht einfach mit einem Orgasmus geflirtet, sondern mit der Ekstase persönlich. Und ein Flirt mit der Ekstase hat seine Folgen.

Sollten Sie sich jetzt regelmäßig in den Raum ohne Grenzen begeben, in das Dasein ohne Schuldgefühle, in das Spüren ohne

Angst, dann wird ein Phänomen einsetzen, welches ich den *heilsamen Flächenbrand der Ekstase* nenne. Nach und nach schmilzt und tropft die starre sexuelle Matrix aus Ihren Genitalien, dann aus Ihrem Brustkorb und schließlich aus Ihrem gesamten Nervensystem. Ekstase verwandelt zuerst Ihr Sexleben, dann den Rest Ihres Lebens, und dann den Rest der Welt.

Tatsächlich ist Ekstase das kraftvollste Mittel, das mit Abstand effektivste Werkzeug, um Menschen aufzuwecken. Sie ist unendlich viel wirkungsvoller als jede Statistik, jede Warnung und jedes rhetorisch gekonnte Wachrütteln. Ekstase ist der direkteste Weg hinein in ein Leben, welches wesentlich ist und wesentlich handelt. Das meine ich mit dem »heilsamen Flächenbrand der Ekstase«.

Ich selbst hatte mich aus lupenrein egoistischen Gründen heraus für Ekstase interessiert. Ich wollte nur mehr Spaß im Leben haben. Aber es ist gleichgültig, warum Sie Ekstase wollen; wenn sie da ist, wird sie Ihr Erleben der Welt und Ihr Verhalten in diesem Zeitalter fundamental verändern. Ich habe diese Dynamik nun hundertfach studieren können. Wenn Menschen ihre Ekstase wiederfinden, dann geht es ihnen im Leben um etwas, und wie die Außenwelt zurechtkommt, ist ihnen nicht egal. Hier schaltet sich nicht nur ein größerer Horizont in uns frei, nicht nur ein Anteilnehmen, sondern auch ein organisches Einwirken auf kollektive Themen. Und zwar nicht durch Moral, sondern durch Ihr unweigerliches Design. Es entspricht Ihnen, kollektiv einzuwirken – und in der Ekstase tun Sie das, was Ihnen entspricht.

Lassen Sie mich erklären, wie das möglich ist. Sie wissen um den Zusammenhang zwischen Nervensystem, Stress, Trauma und frei fließender Lebensenergie, die sich spontan und elegant selbst organisiert. Alle Einzelteile im Nervensystem sind wie die Fische im Schwarm miteinander in Resonanz. Dieser autonome, unfassbar schöne und freie, einzigartige Tanz liegt unter allen Schwärmen dieser Welt, den Zellen unserer Körper, den Fischen im Ozean, den Vogelschwärmen in der Luft, den früheren Fragmenten unseres

Lebens, den Elementen Erde, Wasser, Luft und Feuer, den Kulturelementen und Ihrem sexuellen Erleben.

Im Verlauf dieses Buches haben Sie verstanden, dass der Mikrokosmos Ihrer individuellen Sexualität den Makrokosmos der Naturelemente spiegelt. Das heißt, der Mikrokosmos Ihres Nervensystems begleitet und bedingt die Verfassung des Makrokosmos Planet. Mit anderen Worten: Sie sind dieser Mikrokosmos, der den Lauf der Geschicke verändert.

In der Ekstase erleben Sie direkt: Sie sind nicht nichtig, sondern der ganze große Herzschlag in einem kleinen Körper. Wenn sich in Ihrer Ekstase die Elemente wieder schwärmend aufeinander beziehen und wenn außer Ihnen ein paar andere Menschen das Gleiche tun, dann ändert sich automatisch auch global das Verhältnis der Elemente zueinander. Jawohl, wenn wir es mit gesammelter sexueller Ekstase bewerkstelligen, dass sich Wasser und Feuer wieder verlieben statt verjagen, dann löst sich auch das Ungleichgewicht auf, das sich im entsetzlichen Drama unseres Planeten abspielt.

Es ist gar nicht möglich, nur den Sex zu verändern. Vorausgesetzt, wir ändern ihn wirklich, vorausgesetzt, wir werden ekstatisch, dann ändert sich alles. Ekstase ist *das* regulierende Moment dieser Welt. Sie repariert keine Fragmente, sie löst Fragmente auf. Sie reguliert keine Einzelfälle, weil der Einzelfall an sich schon der Irrtum ist.

WARUM EKSTASE AKTIVISMUS IST

Die kulturelle Matrix ist definiert als eine tiefe Zerrissenheit zwischen Gegensätzen. Individuelle Freiheit oder kollektiver Zusammenhalt? Nimmst du dir, was du möchtest, oder achtest du auf die Umwelt? Lebst du, wie es dir passt, oder übernimmst du Verantwortung? Die Liste der Entweder-oder-Paare ist endlos geworden.

Dieses Schwarz-Weiß-Denken, das uns in allen Lebensbereichen begleitet, von den intimen Beziehungen über die Arbeit bis hin zur globalen Klimapolitik, dieses innere und äußere Zerbrochensein ist überall, wo es auftaucht, das Symptom derselben Urwunde. Immer sind wir im Kern wieder das Kind, das glaubt: »Ich muss mich anpassen, um geliebt zu werden, und dafür meine Freiheit und Individualität opfern.« Und die globale Gemeinschaft denkt: »Das Leben ist ein Überlebenskampf und uns bleibt nichts anderes übrig, als anderen Gewalt anzutun.«

Wenn Sie Ihre Ekstase wiederfinden und vertiefen, erleben Sie, dass erst Ekstase wirklich heilen und unsere menschliche Intelligenz entfalten kann. Erst Ekstase öffnet unser Erleben für die Einheit der Paradoxien und für die Logik der Widersprüche. All unsere abgesplitterten Einzelteilchen, die haltlos und hilflos herumgetrudelt waren, finden miteinander zurück in ihren magnetischen, autonomen Tanz der Resonanz – unendlich frei und zutiefst kongruent. Der eigene Flow geschieht durch die Anbindung an andere. Die Innenwelt findet sich, indem sie sich der Außenwelt wieder zutiefst öffnet. Das ist die Hingabe 2.0, die Sie mit offenen Armen erwartet.

Hier passiert ein fundamentales Verlassen der Matrix: Die einzelnen Teilchen in uns erleben den Schwarm als maximale individuelle Freiheit und gleichzeitig als maximale Einbindung ins große Ganze. Die Ekstase ist wie ein endloser, zeitloser, inniger Kuss von Polen, die wir zuvor immer als Gegenteil gehandelt hatten. In der Ekstase erkennen Sie: All diese Gegensätze sind keine Gegensätze. Sie sind zwei Seiten einer Medaille, die einander bedingen, statt einander zu verdrängen. Wir erleben nur so lange unvereinbare Gegensätze, wie unser Nervensystem in einem Traumazustand festgehalten ist, der unsere kulturelle Matrix definiert. Die physiologische Verfassung Ihrer Innenwelt kreiert das, was Sie sich und anderen verkaufen als die objektive Realität der Außenwelt.

Der Wiederfindungsraum in der Ekstase ist: Sie tun genau das, was Sie tun möchten, und genau dadurch fühlen Sie sich verbunden mit der gesamten Existenz um Sie herum. Ein ekstatischer Mensch wird keine Bomben werfen. Ein ekstatischer Mensch schlägt nicht sein Kind. Ein ekstatischer Mensch ist nicht mehr süchtig nach Konsum, Anerkennung oder Aufmerksamkeit.

Ekstase macht Sie satt, friedlich und liebevoll mit sich selbst. Nein, Sie werden kein »besserer Mensch«. Sie werden etwas noch viel Besseres. Sie werden ein lebendigerer Mensch. Und das ist das Geheimnis überhaupt, denn auf einmal handeln Sie anders.

Ekstase ist nicht moralisch. Im Gegenteil: Ekstase ist so amoralisch, dass sie unsere gesamte gesellschaftliche Moral als ein kümmerliches Ersatzkonstrukt zerlegt.

Ekstase erweckt Ihre eigentlichen Instinkte. Ekstatische Menschen sind ganz aus Versehen »gute« Menschen, denn sie atmen und leben in ihrem Design.

Ekstase wird beenden, dass wir uns und den Rest der Welt erziehen wollen, denn wir werden einander einfach mehr spüren. Das, was Ihrer Innenwelt am meisten entspricht, ist das, was Ihrer Außenwelt am meisten schenkt. Klingt zu gut, um wahr zu sein? Ich weiß. Gewöhnen Sie sich daran. Das Leben außerhalb der Matrix ist das Leben außerhalb dessen, was uns als realistisch eingetrichtert wurde.

DER MISSING LINK

Hier liegen wir, gebadet in unserem inneren Reichtum, und die Kultur und Menschenwelt um uns herum scheitert, zerbricht und verbrennt. Wir wissen längst nicht mehr, ob wir zuerst das Klima retten sollen oder die Kinder, ob wir uns eher um Menschen oder um Ozeane kümmern müssen und ob Kriege und Konflikte im Außen schlimmer sind als die millionenfachen Fälle von Selbsthass, Depression und Suizid. Wie können wir mit alldem umgehen, ohne es auszublenden und ohne darunter zusammenzubrechen?

Ekstase lenkt unseren Blick auf all diese Felder und ändert zugleich den Fokus darin: Die Frage ist nicht mehr, was wir tun sollen, sondern wie wir es tun. Solange wir versuchen, ökologische und humanitäre Katastrophen »wiedergutzumachen«, sind wir gefangen in Schuldgefühlen und in einem depressiven Selbstverständnis – also in jener Matrix, die wir eigentlich heilen wollen.

Ein Element fehlt in allen Weltrettungsmaßnahmen: das Wie, die Ekstase. Menschen, die Ekstase kennen und tolerieren können, tragen die Matrix der Lösung in ihren Zellen. Ich behaupte, Ekstase ist nicht nur eine Maßnahme unter vielen, sondern der Missing Link im globalen Aktivismus. Ekstase ist *die* zeit- und raumübergreifende Lehrerin der Lebensbejahung, sie ist *die* Freisetzerin von Lebenskraft, Regeneration, Selbstheilung und verkörpertem Wissen um Nachhaltigkeit.

Ich bin der festen Überzeugung: Wir müssen auf der kollektiv-globalen Ebene unser Verhalten als Menschheit genauso behandeln wie unser individuelles Sexleben, unsere individuelle Ekstase. Die Erde, der globale Zusammenhang, die Menschheit, von der Sie ein ekstasebegabtes Einzelteilchen sind, diese Menschheit ist nichts weiter als ein kollektives Nervensystem. Wenn wir davon ausgehen, dass es individuelles Trauma und kollektives Trauma gibt, dann können wir auch davon ausgehen, dass die Menschheit (also das kollektive Nervensystem) sich nach denselben Gesetzen regulieren kann wie der einzelne Mensch und sein individuelles Nervensystem. Für die globale Lösung müssen wir also dieselben Prinzipien anwenden wie für die individuelle Lösung.

Und was ist die individuelle Lösung? Ekstase freizuschalten. So wie wir üben, individuelle Ekstase freizuschalten, können wir auch üben, globale Ekstase freizuschalten. Die globale Ekstase ist jener Schwarm, jene Kohärenz, jene übergreifende Intelligenz, die auftaucht und zu wirken beginnt, sobald wir mit unseren Blockaden aus dem Weg getreten sind. Jene Matrix, die sich freischaltet, wenn wir die Nichtekstase gründlich genug verlernt haben.

Wir werden die Welt dann nicht mehr retten in dem Sinne, dass wir wüssten oder wissen müssten, was gut für den Planeten ist.

Wir können den Planeten dann getrost seinen Selbstheilungsmechanismen überlassen, aber wir selbst müssen mit aller Kraft und Bewusstheit den Fuß von der Heilungsbremse nehmen. Die dringlichste Frage unserer Zeit lautet also: »Was haben *wir* der globalen Ekstase dieses Planeten an Steinen in den Weg gelegt? Wie haben *wir* das Paradies gestört?« Wenn wir unsere eigene Ekstase kennen, dann werden wir die Antworten auf diese Frage sehen lernen. Und dann können wir damit aufhören, unbewusst zu blockieren, was wir ersehnen: die Lösung kollektiver Probleme.

Es geht also nicht darum, die besseren Lösungsstrategien zu finden, sondern uns rauszuziehen aus der Position, in der wir dem Planeten im Weg stehen. Wie können wir die spontane, elegante, die zum Niederknien schöne Selbstheilung des kollektiven Nervensystems wieder zulassen? – All das läuft nicht auf dem Weg der Worte, sondern auf dem Weg der Energie.

Globale Ekstase passiert, wenn der Planet sich selbst reguliert – nicht indem wir »Maßnahmen ergreifen«, sondern indem wir kollektive Entstressung betreiben. »Weltrettung« in meiner Definition ist kein Aktionismus, sondern eine extrem bewusste, aktive, fokussierte und disziplinierte Hingabe an das, was in spontaner Selbstorganisation geschieht, wenn wir aufhören, unsere Welt in eine bestimmte Richtung zu drängen. Mit anderen Worten: Dieser Planet, diese Erde, dieses Zeitalter, diese Menschheit rettet sich selbst, indem sie ihren Fokus und ihre Forschung wieder auf jene Essenz lenkt, die unter ihrem Stress auf sie wartet.

Sobald Sie fundamentale Entstressung im eigenen Körper, im eigenen Sex erlebt haben, wissen Sie um die Kraft von Ekstase. Ekstase integriert angestaute, eingefrorene und versteckte Traumaenergie wieder in den Schwarm und löst dadurch nicht nur individuelle Probleme, sondern auch kollektive. Wenn wir diese Kraft befreien und vervielfältigen, wenn eine kritische Masse an Traumaenergie in Ekstase umgeschöpft ist, dann haben wir den Hebelpunkt, um den gesamten globalen Kollaps zu erlösen.

Es geht hier wohlgemerkt nicht um die kritische Masse an Menschen, sondern um die kritische Masse an Energie. Jeder menschliche Flügelschlag der sexuellen Ekstase ist das mächtige Umschöpfen einer immensen Masse an Energie. De facto brauchen wir weit weniger Menschen als die berühmte Mehrheit, um jene kritische Masse an sexueller Traumaenergie zurückzulassen in den Schwarm. Jeder vibrierende Kuss, jeder ekstatische Tanz, all die glücklichen One-Night-Stands und die glücklichen Ehen, jede Ihrer Solosex-Sessions und jeder Herzschlag, der den Mond erreicht – an Ihrer persönlichen Ekstase und Nichtekstase hängt eine Menge Energie. Und die Matrix unseres globalen Systems.

MEHR ENERGIE IST DIE RETTUNG

Die Logik im Weg der Worte ist simpel: »Um die Welt zu retten, müssen wir aufhören, all die Dinge zu tun, die den Planeten belasten und vergiften. Wir müssen aufhören zu fliegen, Atommüll zu produzieren und unser Plastik nach Afrika zu karren.«

Der Weg der Energie sagt hingegen: »Die schlimmste Gefahr für den Planeten ist unsere Sucht nach einem niedrigen Energieniveau.« In einer kollektiven energetischen Depression werden wir nicht nur unfähig bleiben, eine relevante Größe an Veränderung zu erwirken, wir werden vor allem sicherstellen, dass die Veränderungen, die wir erwirken, keine Verbesserung darstellen. Denn wir fürchten ein Mehr an Energie mehr, als wir unsere Probleme fürchten.

Sie können endlos klüger werden in Bezug auf Ihre Probleme, wenn Sie deren Inhalt ernst nehmen. Mal sind Sie krank, dann wieder werden Sie gefeuert, verlassen, beleidigt oder übersehen. Schon klar. Aber am Ende des Tages haben all diese Probleme denselben Ursprung: ein individuell und kollektiv niedriges Energieniveau.

Anders formuliert: Unsere ach so inhaltsschweren Probleme sind Vorwände dafür, unser deprimiertes Energieniveau zu rechtfertigen. Ausgedachte Begründungen, die wir vor uns und dem Rest der Welt hertragen, um uns nicht dem stellen zu müssen, was uns wirklich herausfordert: frei und glücklich zu sein – in dieser Welt.

In der Ekstase – und wirklich erst dort – fliegen all diese Problembegründungen auseinander. In der Ekstase sind wir nicht anfällig dafür, uns einzureden, wir seien eine schlechte Tochter, ein schlechter Vater, unsere Cellulite sei unschön, unsere Kindheit verkorkst oder unser Sexleben peinlich. In der Ekstase erkennen wir, dass wir unbedingt, ohne Alternative, ausweglos gut sind. Deshalb brauchen wir in der Ekstase auch keine Ersatzbefriedigungen mehr, die uns von unserer Autoaggression wieder ablenkt. In der Ekstase fällt die Sucht nach Ersatzbefriedigungen weg. Denn Ekstase macht satt. Zum ersten Mal in unserem Leben: wirklich satt.

MEHR EKSTASE, WENIGER ERSATZBEFRIEDIGUNG

Sie mögen einwenden: Ich habe keine Süchte. Ich trinke nicht, ich rauche nicht, ich nehme keine Drogen. Was ich jedoch in diesem Kontext mit »Süchten« meine, sind die unzähligen unscheinbaren Gewohnheiten und Mechanismen, die typisch für uns sind, die uns aber eigentlich ermöglichen, die inneren Untiefen zu überspielen.

Ob wir dafür belanglose YouTube-Videos schauen, auf dem Smartphone scrollen, uns mit Streit oder Arbeit ablenken oder sonst etwas anderes tun, spielt keine Rolle. Immer geht es um jene fixen Gewohnheiten, die uns mehr beherrschen, als wir uns eingestehen wollen. Sie gelten als »normal« oder zumindest »menschlich«, und wir alle übersehen und unterschätzen ihre eigentliche Funktion: dass sie uns von der inneren Trauer ablenken sollen, weil wir die innere Freiheit verloren haben.

Auch diese Ersatzbefriedigungen fallen in der Ekstase von Ihnen ab. Dann stellen Sie fest: Sie brauchen das alles nicht mehr. Sie haben kein Bedürfnis mehr zu shoppen und Zeit im Internet zu verlieren. Warum? Weil Ihr System jene Essenz wiedergefunden hat, von denen Ihre Muster und Komfortzonen nur einen ganz schwachen Abglanz bilden konnten.

Wie würden sich unsere Müllberge verändern, wenn wir innerlich, zellulär selig wären in dem Erleben, all den Kram nicht zu brauchen? Wie würde sich unsere Kriminalitätsrate verändern, wenn wir lieber in kosmisches Gelächter ausbrechen, statt voreinander Angst zu haben? Je höher unser Energieniveau ist, desto mehr sind wir immun gegen all die Trigger, die Eifersucht und die Verzweiflung, die uns früher rasend gemacht haben. Wie würden wir dann unsere Schulen gestalten? Unsere Kriege betrachten? Den Tieren begegnen? Ein kollektiv *höheres Energieniveau* ist bahnbrechend. Es ist die Rettung für Ihr Leben und für den Planeten.

Wenn Sie hier angelangt sind, sind Sie aus der Matrix ausgebrochen. Sie spüren, wie unglaublich viel mehr Energie Ihnen zur Verfügung steht, und Sie machen selbst die Erfahrung, dass das, wovon dieses Buch handelt, keine Fantasie ist und keine Behauptung, sondern Realität. Dann beginnt jetzt die eigentliche Herausforderung: das neue, das ungewohnt hohe Energielevel zu halten.

EKSTASERESILIENZ-TRAINING

Alle Menschen, die ich kenne, wollen weniger Probleme haben und stattdessen glücklich, frei und ekstatisch sein. Meine gesamte Forschung begann damit, konkrete Methoden zu finden und zu entwickeln, um frei und glücklich zu werden. Ja, ich gebe zu, es war eine extrem eigennützige Berufswahl.

Naiv, wie ich war, ging ich davon aus, wir hätten tatsächlich einen Mangel an Methoden, um frei und glücklich zu werden. Je mehr Durchbrüche ich jedoch erzielte und je mehr Menschen ich in diesem Prozess begleitete, desto klarer wurde: Es ist weder schwer noch kompliziert, weder geheimnisvoll noch selten zur inneren Freiheit durchzubrechen. Nein, der Haken an der Sache kommt erst nach dem Durchbruch. Dort beginnt die eigentliche Challenge.

Ich gebe Ihnen ein Beispiel. Sprechen wir gnädigerweise von einer anderen Frau, nennen wir sie Leonie. Es könnte sich aber auch um mich handeln oder um Sie. Leonie nimmt an einem meiner Frauenretreats teil und fliegt als waschechte Luftfrau bei einer feinstofflichen Körperreise in die Ekstase. Sie lacht und weint hemmungslos durcheinander: »Leute, ich habe mich noch nie so richtig gefühlt!«

Endlich! Der Durchbruch! Leonie ist selig. Sie will die ganze Welt umarmen. Am selben Abend ruft sie ihren Freund an. Sie sprudelt drauflos, wie wunderbar hier alles sei. Wie sie sich hier zum ersten Mal wirklich richtig fühle, und liebenswert. Wie anders Sex sei als alles, was sie bisher immer gedacht habe und gemacht habe.

Am anderen Ende der Leitung ist es eine Weile still. Ihr Freund versucht, ihr zu folgen, dann sagt er leise: »Hm, das klingt nicht gerade so, als sei das mit uns bisher so toll für dich gewesen.« Leonie versteht im ersten Moment gar nicht, was ihr Freund meint. Dann fällt sie aus allen Wolken. »Ist das hier wirklich alles, was du dazu zu sagen hast? Mir geht es *einmal* gut, und du kommst damit an, wie du dabei dastehst?« Sie ist fassungslos. Wie kann er nur so herzlos reagieren? Zuerst ist sie entgeistert, dann ist sie verzweifelt, und dann ist sie wütend und frustriert.

Am nächsten Morgen hat sie kaum geschlafen, sitzt in unserer Runde und erzählt von dem Absturz. »Ich hänge fest in einer Beziehung, in der ich nie und nimmer in die Ekstase komme. Mit so einem Freund kann man sich nicht entfalten!« Ende der Geschichte.

Abläufe wie diesen habe ich hundertfach erzeugt und bezeugt, und offen gestanden weiß ich, dass sie auftauchen werden, wenn Durchbrüche in die Ekstase stark genug sind. Ich warte inzwischen nach Durchbrüchen auf exakt solche Krisen und Dramen.

Denn hier ist, was bisher geschah: Leonie erlebt kurz nach ihrem Höhenflug einen äußerst enttäuschenden Rückfall in die altbekannte Frustration. Auf allen ihr *bewussten* Ebenen erlebt sie den Rückfall als negativ. Sie wäre ja so gerne ekstatisch geblieben. Und genau das ist der Punkt: Die Tatsache, dass sie den Rückfall nicht mag, ist der Grund, weshalb sie ihn erzeugt hat. Leonie hat es darauf angelegt, sich die Stimmung zu vermiesen.

Auf ihr *nicht bewussten* Ebenen sah das Ganze nämlich anders aus. Nachdem Leonie es eine kleine Weile in der Ekstase ausgehalten hatte, wollte sie wieder raus. Nicht die Außenwelt hat sie runtergezogen, sondern ihre Innenwelt hat den Raum der Freiheit nicht ausgehalten. Die Außenwelt hat ihr dabei nur assistiert. Hätte ihr Freund aus übermenschlichem Geschick heraus alles »richtig gemacht«, dann wäre Leonie eine andere Möglichkeit eingefallen, um ihr Glück zu sabotieren.

Dies ist keine Geschichte über eine Leonie. Dies ist Ihre Geschichte. Ich kann es kaum genug betonen, und ich kann Sie nur bitten, diesen Punkt ernst zu nehmen, eben weil er Ihrem Verstand so überaus absurd vorkommen mag: Wenn Sie ekstatisch leben wollen, dann müssen Sie Ihren unbewussten Sabotagestrategien gegen die Freiheit auf die Schliche kommen.

Das ist der größte Teil der Arbeit: nicht den ekstatischen Durchbruch zu erzielen, sondern ein hohes Energieniveau zur täglichen Praxis zu machen. Heute dreht sich meine Arbeit nur noch zu zehn Prozent darum, Ekstase wiederzufinden. Viel eher dreht sich meine Forschung um das Projekt, Ekstase wieder als Alltag zu etablieren. Kultur zu verlernen. Sich selbst wieder zu dieser einzigartigen, magischen, orgasmischen Wundertüte werden zu lassen.

Von diesem Punkt hängt Ihr Überleben nicht ab, aber Ihr Leben sehr wohl. Ein deutlich höheres Energielevel fühlt sich für uns zivilisationsgeschädigte Menschen *nicht sicher* an. Wir verlieren die Orientierung, weil die Käfigstäbe fehlen, unser Alltag platzt auseinander, wir flippen innerlich aus vor Angst, »zu viel« zu sein (und wir *sind* zu viel für die Norm, wenn wir zu uns selbst werden!), und wir klammern uns an unser kleines Selbstbild eines ewigen Verlierers, sobald die innere Kraft diese Fesseln sprengen könnte. Wir verteidigen unser Leiden mehr als alles andere. Egal wie absurd Ihnen das vorkommt: Verschwenden Sie an dieser Stelle nicht Ihre Zeit damit, sich darüber rational aufzuregen. Ändern Sie es!

Nach Jahrtausenden der Konditionierung reagiert Ihr kulturell geprägtes System auf die Abweichung von der Matrix, indem es etwas findet, das Ihr Energieniveau schnell wieder in den Keller schickt. Sie brechen einen Streit vom Zaun, werden krank oder versemmeln einen wichtigen Auftrag. Nach so vielen Jahren der Forschung wundere ich mich über unsere seltsame Neigung zum Leiden nicht mehr, sondern erwarte, dass nach dem Durchbruch in die Ekstase der harte Fall in die energetische Depression kommt. Beobachten Sie's. Sie können die Uhr danach stellen.

Kulturell gesehen wird ekstatisches Glück nur in drei Situationen toleriert: in einer Orgie aus Geld und Konsum, im Urlaub oder wenn Sie verliebt sind. In all diesen Fällen ist Ihr Glück massiv abhängig von der Außenwelt und meistens auch noch finanziell teuer. Der einzige Weg, den Rausch als Ihren nüchternen Status quo zu etablieren, ist tägliches diszipliniertes und bewusstes Training darin, die innere Freiheit wieder unbegrenzt auszuhalten. Ekstase ist die Kunst der großartigen Nüchternheit. Nein, Ekstase ist kein Spiel. Ekstase ist todernst.

DIE HOHE DISZIPLIN DER EKSTASE

Und wie trainieren Sie Ekstase? Da wir es beim Thema Problemsucht mit einer unbewussten Dynamik von epidemischem Ausmaß zu tun haben, empfehle ich ein Zwei-Schritte-Programm.

Im ersten Schritt müssen Sie lernen, Ihre Sucht nach einer energetischen Depression zu erkennen, wenn sie da ist. Sie müssen brutal unbequem und brutal ehrlich mit sich selbst werden, sich selbst gegenüber so misstrauisch wie nur möglich. Sie müssen durchschauen, dass Sie *ohne* Ihre Probleme ein größeres Problem haben als *mit* Ihren Problemen. Lernen Sie, die Momente zu erkennen, in denen Sie von Ihrer eigenen Freiheit, Ihrer Kraft und Ihrem Glück überfordert sind. Da werden Sie bemerken, wie Sie beginnen, den Durchbruch zu sabotieren, als seien Sie von einem unsichtbaren Gummiband zurückgezogen in den gewohnten Zustand von Sorgen, Zweifel und Stress. Dieses böse Erwachen, diese Enttäuschung, das dicke Ende, welches immer schon noch kommen sollte – das ist das, wovon Sie sagen werden, Sie hätten es nicht kommen sehen. Nichts könnte falscher sein. Sie haben es nicht nur kommen sehen, Sie haben es gerufen. Sie haben es darauf angelegt wie auf nichts anderes. Voilà! Herzlich willkommen zurück in der Matrix!

Um hier auszusteigen, müssen Sie Ekstase zu einem alltäglichen Projekt von großer Disziplin machen. Das ist der zweite Schritt. Lernen Sie, sich ohne Probleme sicherer zu fühlen als mit Problemen. Wenn Sie das geschafft haben, haben Sie das Rätsel der menschlichen Versessenheit aufs Leiden und Scheitern gelöst.

Nun sind wir glücklicherweise nicht die einzigen Lebewesen auf diesem Planeten, und wir können von Wildtieren lernen, wie wir uns wieder *in echter Sicherheit sicher* fühlen. In dem Moment, wo Wildtiere eine Gefahr spüren, beginnen sie nicht, sie auszublenden oder schönzureden. Nach dem Motto »So weit wird es hoffentlich nicht kommen. Das bilde ich mir bestimmt nur ein.« Stattdessen reagieren sie real, mit dem Körper. Sie unterbrechen, was sie gerade tun, schauen sich um und checken: Wie sicher ist es hier? Muss ich rennen, weil ein Löwe in der Nähe ist, der mich fressen kann? Oder kam das Geräusch nur von einer Pflanze im Wind?

Dieses praktische, präsente, körperliche Verhalten müssen Sie imitieren, um sich in der Ekstase wieder sicher zu fühlen. Genau genommen orientieren Sie sich nur an Wildtieren, bis Sie bemerken, dass Sie selbst ein Wildtier sind.

Wenn Sie das nächste Mal glücklich sind, ausgelassen, orgasmisch, frei, laut und groß und zu viel, wenn Sie sich schütteln, tanzen oder Solosex haben, wenn Sie merken, dass alle Schranken fallen und Sie sich diesem Augenblick wirklich hingeben, dann machen Sie die Augen auf und schauen Sie sich um: »Bin ich gerade sicher?« Muss ich rennen, weil ein Löwe in der Nähe ist, der mich fressen kann? Oder kam das Geräusch nur von einer Pflanze im Wind? Nehmen Sie ernst, dass Sie sich gerade sicher fühlen sollen!

Wo befinden Sie sich? Wie sieht die Wand aus? Wie warm ist es in dem Raum, in dem Sie sind? Zählen Sie die Farben auf, die Sie sehen. Bauen Sie eine Brücke zwischen der offenen Freiheit und den Umständen Ihres Alltags. Machen Sie die Ekstase so konkret und banal wie nur möglich. Sie passiert genau Ihnen, genau jetzt. Realisieren Sie, dass dieses Glücksniveau in Ihrem Alltag passiert.

Verlangsamen Sie Ihre Bewegungen, atmen Sie tief, nehmen Sie Ihren Körper wahr im Hier und Jetzt, betrachten Sie die Gegenstände um Sie herum und machen Sie sich klar, inwieweit Sie gerade bedroht sind. Ohne Witz. Sie wissen, warum Sie es tun.

Hier ist ein beispielhaftes Selbstgespräch für diese ekstatische Nüchternheit: »Oh, da ist eine Mücke an der Wand. Wird sie mich umbringen? – Mmm …, wahrscheinlich nicht. Gibt es andere tödliche Tiere hier in diesem Raum, die mir was antun könnten? – Mmm … nein. Gibt es Menschen, die mich hier gerade einschränken? – Nein, ich bin ganz allein. Ah wow, ich scheine sicher zu sein.«

In solchen Momenten verlernen Sie *physiologisch* die Spaltung zwischen Ekstase und Sicherheit: »Ich bin hier sicher. Ekstase ist sicher.« Sie bauen eine konkrete Brücke zwischen Polen, die wir in der Menschenwelt als Gegensätze handeln. Ekstase und Sicherheit verschmelzen wieder zu einer orgasmischen Einheit.

Je öfter Sie diesen Trip wiederholen, desto zuverlässiger, sicherer und dauerhafter werden Sie in der Ekstase bleiben. Vorher erleben Sie Ekstase als kurze Stippvisite, als eine Phase von »Euphorie«, und danach eine brave, folgsame Depression. Je mehr Sie sich absichtlich in die Ekstase begeben und diszipliniert dranbleiben, dafür resistent zu werden, desto mehr erleben Sie, wie still und ruhig Ekstase wirklich ist. Wenn Sie diese innere Ruhe und Sicherheit wiederfinden, sind Sie so viel tiefer verankert in einem hohen, regulierten, heilsamen Energieniveau. Und wenn sich genügend Freaks finden, die genau diesem Projekt ihre Liebe widmen, dann erleben wir auch, wie sich die Welt um uns beruhigt und selbst reguliert.

EINZAHLEN INS GLOBALE GLÜCKSTOLERANZKONTO

In der Matrix der Ekstase stellt sich die Welt, die Sie zu kannten, auf den Kopf und fällt endlich wieder zurück auf die Füße. In Ihrer echten Lebendigkeit verkehren sich die gemachten Glaubenssätze, die ererbten Konzepte und unglücklichen Irrtümer in ihr Gegenteil. Sie heilen die Außenwelt, indem Sie Ihrer Innenwelt lauschen. Sie geben den heimlichen Widerstand auf gegen die Freiheit und leben so, wie Sie es am besten können und am tiefsten begehren. Nach mehreren Tausend Jahren wächst das kollektive Feld der echten, instinktiven Sicherheit. Wenn Sie in diesem Bewusstsein Ekstase erleben, wenn Sie Ihr eigenes Glück in diesem Sinne zu einem Akt der globalen Veränderung machen, »zahlen Sie ein«. Sie tragen dazu bei, die globale Orientierungssucht an Pseudosicherheiten, Leiden, Anstrengung und Kampf zu ersetzen durch die instinktive echte Sicherheit, uns hinzugeben an die freie, elegante, spontane Selbstorganisation der Lebendigkeit – im eigenen Nervensystem, im Sex, in der Partnerschaft und auf dem Globus.

Stehlen Sie sich heute noch davon aus den Räumen der Matrix, um Sex mit sich selbst zu haben. Üben Sie heute noch, eine feierliche, kostbare Minute länger in der Ekstase zu verweilen. Wir sind nicht nur diejenigen, die all das Leiden auf der Erde verursacht haben, sondern auch diejenigen, die es heilen können. Unterschätzen Sie sich nicht. Wenn ich mit einer großen Bitte an Sie schließen darf: Unterschätzen Sie sich nicht.

DANKSAGUNG

Dieses Buch ist ein Ergebnis menschlicher Ekstase. Mein tiefster Dank an alle TeilnehmerInnen meiner Retreats, an meine Online-Community und an alle Zuhörer meiner Vorträge. Von euch lerne ich mehr als aus allen Büchern der Welt zusammen, und ohne eure Begeisterung hätte ich dieses Projekt niemals zu wagen gewagt. Insbesondere drei Frauen möchte ich an dieser Stelle erwähnen.

Sonja – wie kann ich gleichzeitig vor dir auf die Knie fallen und dich umarmen? Danke.

Anja – du bist die coolste, mutigste, beste Artistin zwischen Innenwelt und Außenwelt, die ich mir hätte wünschen können. Danke, dass du mich dem Gräfe und Unzer Verlag vorgestellt und dass du dich für dieses Projekt bei unum eingesetzt hast!

Lavinia – wow. Du hast den Elementen der Ekstase so viel gegeben. Ohne unsere ekstatischen Gespräche, ohne deine immense Kraft und Klugheit in jedem Schritt des Prozesses wäre dieses Buch niemals entstanden. Ich verdanke dir mehr, als ich ausdrücken kann.

Ich danke Eva Dotterweich und dem gesamten Team vom Gräfe und Unzer Verlag, das den Mut hatte, einer unerhört neuen Landkarte in die Ekstase zu vertrauen. Nun – hier ist sie!

Bravo an mein Team: Katrin, Camille, Angelina, Sonja, Nadine, Anne, Awi und Sophia. Euch gebühren öffentliche Standing Ovations. Ihr seid der Wahnsinn! Meine Arbeit wäre nichts ohne euch.

Tiefste Dankbarkeit für all die Menschen, mit denen ich beruflich und privat die Geheimnisse der Ekstase erforschen darf. Stellvertretend für so viele, die mein Herz berühren: Esther-Maria, Cecilia, Hanna, Bernhard, Vero, Christian, Christoph, Mido und Matthias. Danke, dass ihr in meinem Leben seid.

Schließlich widme ich dieses Buch der Ekstase selbst – jener schlichten, ergreifenden Selbstorganisation, die uns zurücktragen wird in ein Leben, das uns wirklich entspricht. O, welch ein brausend verwegenes Spiel, in dem wir gelandet sind!

LIEBE LESERINNEN UND LESER,
wir wollen Ihnen mit diesem Buch Informationen und Anregungen geben, um Ihnen das Leben zu erleichtern oder Sie zu inspirieren, Neues auszuprobieren. Wir achten bei der Erstellung unserer Bücher auf Aktualität und stellen höchste Ansprüche an Inhalt und Gestaltung. Alle Anleitungen, Übungen oder Rezepte werden von unseren Autoren, jeweils Experten auf ihren Gebieten, gewissenhaft erstellt und von unseren Redakteur*innen mit größter Sorgfalt ausgewählt und geprüft.

Haben wir Ihre Erwartungen erfüllt? Sind Sie mit diesem Buch und seinen Inhalten zufrieden? Wir freuen uns auf Ihre Rückmeldung. Und wir freuen uns, wenn Sie diesen Titel weiterempfehlen, in Ihrem Freundeskreis oder bei Ihrem Online-Kauf.

Sollten wir Ihre Erwartungen so gar nicht erfüllt haben, tauschen wir Ihnen Ihr Buch jederzeit gegen ein gleichwertiges zum gleichen oder ähnlichen Thema um.

KONTAKT ZUM LESERSERVICE
GRÄFE UND UNZER VERLAG
Grillparzerstraße 8
81675 München
www.gu.de

Impressum

unum

unum ist eine eingetragene Marke der GRÄFE UND UNZER VERLAG GmbH, www.gu.de

ISBN 978-3-8338-8127-5
4. Auflage 2025

Projektleitung: Anja Schmidt
Redaktionelle Mitarbeit und Lektorat: Lavinia Lazar
Umschlaggestaltung und Layout: ki36 Editorial Design, Daniela Hofner
Herstellung: Petra Roth
Satz: griesbeckdesign, Dorothee Griesbeck
Repro: LUDWIG:media gmbh, Zell am See
Druck und Bindung: Livonia Print, SIA

Bildnachweis
Cover: Adobe Stock
Autorinnenfoto: Antonia Wibke Heidelmann | antoniawibkeheidelmann.com
Illustrationen: Daniela Hofner, ki36
»Black-White-Liquid-Fluid«: Freepik
Adobe Stock: S. 25

Umwelthinweis: Nachhaltigkeit ist uns sehr wichtig. Der Rohstoff Papier ist in der Buchproduktion hierfür von entscheidender Bedeutung. Daher ist dieses Buch auf PEFC-zertifiziertem Papier gedruckt. PEFC garantiert, dass ökologische, soziale und ökonomische Aspekte in der Verarbeitungskette unabhängig überwacht werden und lückenlos nachvollziehbar sind.

Syndication: www.imageprofessionals.com

Die unum-Homepage finden Sie unter: www.unum-verlag.de